ココロの健康シリーズ

自分でできる
認知行動療法

うつ・パニック症・強迫症の
やさしい治し方

千葉大学医学部附属病院
認知行動療法センター長
清水栄司 監修

浅岡雅子 著

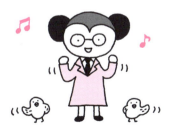

本書内容に関するお問い合わせについて

このたびは翔泳社の書籍をお買い上げいただき、誠にありがとうございます。弊社では、読者の皆様からのお問い合わせに適切に対応させていただくため、以下のガイドラインへのご協力をお願い致しております。下記項目をお読みいただき、手順に従ってお問い合わせください。

●ご質問される前に

弊社Webサイトの「正誤表」をご参照ください。これまでに判明した正誤や追加情報を掲載しています。

正誤表　　　　　　　https://www.shoeisha.co.jp/book/errata/

●ご質問方法

弊社Webサイトの「刊行物Q&A」をご利用ください。

刊行物Q&A　　　https://www.shoeisha.co.jp/book/qa/

インターネットをご利用でない場合は、FAXまたは郵便にて、下記"翔泳社 愛読者サービスセンター"までお問い合わせください。
電話でのご質問は、お受けしておりません。

●回答について

回答は、ご質問いただいた手段によってご返事申し上げます。ご質問の内容によっては、回答に数日ないしはそれ以上の期間を要する場合があります。

●ご質問に際してのご注意

本書の対象を越えるもの、記述個所を特定されないもの、また読者固有の環境に起因するご質問等にはお答えできませんので、あらかじめご了承ください。

●郵便物送付先およびFAX番号

送付先住所　　〒160-0006　東京都新宿区舟町5
FAX番号　　　03-5362-3818
宛先　　　　　（株）翔泳社 愛読者サービスセンター

●免責事項

※本書の内容は、2017年7月現在の法令等に基づいて記載しています。
※本書に記載されたURL等は予告なく変更される場合があります。
※本書の出版にあたっては正確な記述につとめましたが、著者や出版社などのいずれも、本書の内容に対してなんらかの保証をするものではなく、内容やサンプルに基づくいかなる運用結果に関してもいっさいの責任を負いません。
※本書に記載されている会社名、製品名はそれぞれ各社の商標および登録商標です。

はじめに

「認知行動療法という言葉を聞いたことがありますか？」2017年6月に、私ども千葉大学で20歳代から60歳代の人にWEBアンケート調査を行ったところ、一般の方の22％は認知行動療法という言葉を聞いたことがあるだけでなく、うつ病や不安症などの心の病気の治療に使われるものだと知っていたと答え、23％は認知行動療法という言葉を聞いたことがあるが、うつ病や不安症などの心の病気に使われるものだと知らなかったと答え、55％は認知行動療法という言葉を聞いたことがないという結果でした。まだ、半数の人に知っていただいていないことは誠に残念です。

2010年度、医師による、うつ病の認知療法・認知行動療法が、公的医療保険で承認されました。また、2016年度から、パニック症、強迫症、社交不安症、心的外傷後ストレス障害（PTSD）の4つの不安障害も、承認されました。将来の改定に向けて、臨床心理士（公認心理師）が行った場合でも、公的医療保険でカバーされるように、あるいは、不眠症、摂食障害、慢性疼痛など他の疾患にも、公的医療保険の適用が拡大されるように、関係する学術団体が、厚生労働省に要望をしているところです。

もっと多くの人に、認知行動療法を知ってもらいたいと私は思っており、そのために、本書は最適だと思っております。ぜひとも、楽しんで認知行動療法を体験してみてください。

2017年7月
千葉大学医学部附属病院
認知行動療法センター長
清水栄司

CONTENTS

はじめに……003
本書を読む前に……008

PART 1 あなたのココロの病はどんなもの？

1 あなたのココロの病はどのタイプ？
　①うつ病のPさんのケース……010
　②パニック症のTさんのケース……012
　③強迫症のFさんのケース……014
2 あなたのつらさの程度は？……016
　うつ病の簡易チェック表……017
　パニック症の簡易チェック表……018
　強迫症の簡易チェック表……020
3 認知行動療法はココロの病にどのくらい効果があるの？……022

COLUMN1 メタファーの広場　認知行動療法と「たとえ話」……024

PART 2 そもそも認知行動療法って何？

1 認知行動療法ってどういうもの？……026
2 認知行動療法は精神分析とどこが違うの？……028
3 認知行動療法の医学的な根拠は？……030
4 認知行動療法を受けるには？……032
5 認知行動療法を優先させたほうがいい？……034

6 認知行動療法は自分でもできるの？……036
7 認知行動療法を知るための重要なキーワード……038
8 認知行動療法でよく使われる手法……042

COLUMN2 メタファーの広場　うつ病のセッションでよく使われる
　　　　　　　　　　　　「裁判所のメタファー」……046

PART 3　3つのココロの病に対する
　　　　　標準的な認知行動療法の流れを知ろう

PART3を読む前に……048

1 うつ病に対する認知行動療法の標準的な流れ
　治療（セッション1～16）の全体像……050
　【第1段階】セッション1・2の概要……052
　【第2段階】セッション3・4の概要……054
　【第3段階】セッション5・6の概要……056
　【第4段階】セッション7～12の概要……058
　〜セッション7～12で行われる　認知と行動を同時に変えるための練習……060
　【第5段階】セッション13・14の概要……062
　【第6段階】セッション15・16の概要……064

2 パニック症に対する認知行動療法の標準的な流れ
　治療（セッション1～16）の全体像……066
　【第1段階】セッション1・2の概要……068
　【第2段階】セッション3の概要……070
　【第3段階】セッション4～6の概要……072
　【第4段階】セッション7～10の概要……074

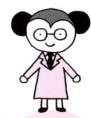

～セッション7～10で行われる　行動実験……076
　　　【第5段階】セッション11～14の概要……078
　　　～セッション11～14で行われる　トラウマ記憶の書換え……080
　　　【第6段階】セッション15・16の概要……082
3　強迫症に対する認知行動療法の標準的な流れ
　　　治療（セッション1～16）の全体像……084
　　　【第1段階】セッション1の概要……086
　　　【第2段階】セッション2の概要……088
　　　【第3段階】セッション3・4の概要……090
　　　【第4段階】セッション5の概要……092
　　　【第5段階】セッション6～14の概要……094
　　　～セッション6～14のなかで行われる　曝露反応妨害法……096
　　　【第6段階】セッション15・16の概要……098

COLUMN3　メタファーの広場　パニック症の安全行動の説明でよく使われる「自転車の補助輪のメタファー」……100

PART 4　セルフカウンセリングのすすめ

0　セルフカウンセリングを始める前に、ココロを落ちつかせましょう……102
1　うつ病のセルフカウンセリング
　　【Step 1】何がつらいのかを落ちついて考えてみましょう……104
　　【Step 2】どうして「ダメな自分」が頭から離れないのか考えてみましょう……106
　　【Step 3】悪循環を起こしている根本原因を探っていきましょう……108
　　【Step 4】あなたの悪循環を図にしてみましょう……110
　　【Step 5】とっさに浮かぶ考えや行動を少しずつ変えていきましょう……112

【Step 6】ココロのエクササイズ『ココ練』……114
　【Step 7】ココロのポジティブエクササイズ『ポジ練』……116
　【まとめ】うつ病のセルフカウンセリングの取組み方……118

2 パニック症のセルフカウンセリング
　【Step 1】最初の発作のことを思い出してみましょう……120
　【Step 2】何が怖いのかを考えてみましょう……122
　【Step 3】パニック発作を繰り返す理由を考えてみましょう……124
　【Step 4】症状が改善しない理由を考えてみましょう……126
　【Step 5】身体症状への過剰反応を減らしていきましょう……128
　【Step 6】怖いと思うところに行ってみましょう……130
　【Step 7】ココロのエクササイズ『ゆっくり呼吸法』……132
　【まとめ】パニック症のセルフカウンセリングの取組み方……134

3 強迫症のセルフカウンセリング
　【Step 1】何が怖いのかを立ち止まって考えてみましょう……136
　【Step 2】どうしてこうなったのかを考えてみましょう……138
　【Step 3】やめられない原因を考えてみましょう……140
　【Step 4】あなたの悪循環を図にしてみましょう……142
　【Step 5】不安に立ち向かい強迫行為をガマンする習慣をつけましょう……144
　【Step 6】ココロのエクササイズ『バク練』……146
　【まとめ】強迫症のセルフカウンセリングの取組み方……148

COLUMN4 メタファーの広場　強迫症のセッションでよく使われる
　　　　　　「いじめっ子のメタファー」……150

ふろく：認知行動療法のためのワークシート……152

本書を読む前に

　本書は、認知行動療法をベースにしたセルフカウンセリングを紹介する本です。認知行動療法に関心がある人、自分でできるのなら試してみたいと思っている人などに、ぜひ読んでいただきたいと考えています。

　セルフカウンセリングの土台となっている認知行動療法については、標準的な治療の流れをPART 3で説明しています。認知行動療法のポイントが何なのか、認知行動療法の専門家が実際にどのように患者さんに接し、どのような治療を行なっているのかを知ることで、セルフカウンセリングが一層効果を発揮するはずです。

　でも、PART 3はむずかしそうで読みたくないと感じたら、読み飛ばしても大丈夫です。PART 4のセルフカウンセリングは、認知行動療法の知識がなくてもできるようになっているからです。セルフカウンセリングで心が軽くなったら、認知行動療法自体に興味が湧くかもしれません。そのときは、PART 3に戻って読んでみてください。

　本書は、元気になるための本ですから、気が向かないときには無理をして読み進む必要はありません。肩の力を抜いて、マイペースで読んでいただければと思います。

PART 1

あなたのココロの病は
どんなもの？

「認知行動療法」の文字を見てこの本を読もうと思ったあなたは、
治る方向に一歩足を踏み出しています。
それは、この療法が、あなたのそんな小さな行動の
積み重ねで成り立っているからです。

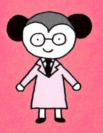

PART1 あなたのココロの病はどんなもの？

1 あなたのココロの病はどのタイプ？

①うつ病のPさんのケース

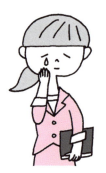

＼ 最近、よく眠れない ／

＼ 職場の人たちから嫌われている気がする ／

＼ 上司から怒鳴られると震えがくる ／

＼ 「自分はダメな人間だ」と思うと、涙が止まらなくなる ／

＼ 食欲が湧かない ／

＼ 大学のころの楽しかった日々を思い出すと、「こんなはずじゃなかったのに」という気持ちが湧いて涙が出る ／

＼ 日曜日の夜は、翌日の出社のことを考えてひどく落ち込む ／

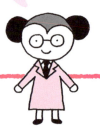

「ダメな人間だ」というのは正当な見方なのでしょうか？

順調に歩んできた"優等生"が評価尺度の違う世界に…

　Ｐさんは、都内の有名私立大学を卒業後、２年前に大手商社に総合職として入社。大学ではサークル活動を楽しみ、友人にも恵まれました。これまで大きな挫折を経験したことがなく、両親からは「あなたみたいな娘をもって、私たちも誇らしい」といわれ、うれしく感じていました。

　入社してからは、大学時代とは様変わりして多忙な日々が続いていましたが、社会の第一線で働くとはこういうことだと自分にいい聞かせ、逆にプライドすら覚えました。状況が変わったのは、入社２年目に関西支社に転勤になってから。配属された部の部長は今まで会ったことがないタイプで、「プライドばかり高くて使えない」といわれたことも。部長の態度は、Ｐさんにはただのいじめにしか感じられませんでした。

「自分はダメな人間だ」という気持ちが心から離れない

　勤務先の人間関係にもなじめず、部長から「おまえはダメな人間だ」といわんばかりの言葉を投げかけられ続けているうちに、Ｐさんにうつ病の症状が現れるようになりました。周囲からほめられ自分に自信があった日々がうそのように、今は自己否定を繰り返すばかりです。「どうせ私なんか…」という言葉も、最初のうちは、心のどこかで誰かが「そんなことはないよ」と否定してくれるのを期待しながらいっていたのでしょう。でも、今は心も体も疲れ果て、本当に自分はダメな人間なんだという思いしか浮かんできません。最近は、昔の自分はうその自分で、今の自分が本当の自分なのだと思えてきました。

PART1 あなたのココロの病はどんなもの？

1 あなたのココロの病はどのタイプ？

②パニック症のＴさんのケース

地下鉄に乗るのが特に怖くて、目的地には大回りして行くことが多い

電車に乗っていなくても、ドキドキしただけで不安になり、「またパニックでは？」とそのことばかり考えて怖くなる

最近は、車の渋滞も苦手になってきた

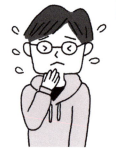

就職活動もうまくいかなくなり、将来のことを考えると暗い気持ちになる

パニック症は、起こる仕組みがわかるだけで、かなり症状が改善しますよ。

大学に行く電車のなかで何回もパニック発作（動悸や息苦しさ）を起こしている

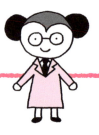

就職活動で多忙なある日、地下鉄のなかで突然…

　就職活動で忙しい日々を送っていた大学生のＴさんは、ある夜、会社説明会から自宅に帰る途中の地下鉄のなかで、心臓が急にドキドキし始めたことに気づきました。週末の地下鉄はかなり混雑していて、Ｔさんはそのうち何だか息苦しくなり…。「明日の会社説明会は出席できないかも。第一志望なのに」と考えたあたりから、動悸と息苦しさがピークに達しました。
　「ひょっとして死ぬような病気かも？」と感じたＴさんは、途中下車してベンチに崩れ落ちるように座り込みました。そして、Ｔさんに気づいた駅員の通報で救急車が呼ばれ、病院に運ばれたのです。

電車や地下鉄が怖くて乗れない

　救急車で運ばれた病院で心臓などの検査をするうち、Ｔさんは少しずつ落ち着きを取り戻し、あんなに悪かった体調もいつの間にかよくなっていました。その日は迎えに来た母親と一緒に帰宅し、翌日は、無理してでも会社説明会に行きたいというＴさんの強い希望で出かけることに。
　でも、その帰りに再び同じような症状が、同じ地下鉄のなかで起こったのです。Ｔさんは怖くなりました。両親も心配し、病院で精密検査を受けましたが異状はなく、医師からはパニック症の可能性が高いといわれました。Ｔさんは、その後も数回、同じような発作を起こし、死ぬような病気ではないとわかっていても、恐怖感が抜けません。最近では、地下鉄や電車に乗ることが怖くてできなくなってしまいました。

PART1 あなたのココロの病はどんなもの？

   1 あなたのココロの病はどのタイプ？

③強迫症のFさんのケース

トイレに行ったあとや汚いものを触ったあとは、1時間でも2時間でも手を洗い続ける

手を洗いながら、何のために擦り切れるほど手を洗っているのかわからなくなるときがある

最近は、寝る前にガス栓の確認を何十回もするようになった

頭の隅で、「こんなことは時間のムダだ」と別の自分がいっている

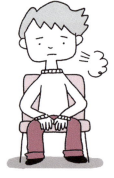

1日の大半が手を洗ったりすることに費やされている

お風呂に入ると壁や床を徹底的に洗ってからでないと出られないので、時間ばかりかかる

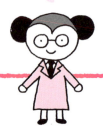

強迫症のキーワードは"わかっていても、やめられない"です。

学級崩壊に直面したころから、手洗いが異常に長くなり…

　Fさんは、現在休職中の小学校の先生です。汚いものを触ったあと、念入りに手を洗うようになったのは数年前。そして、その回数がだんだん多くなり、洗っている時間も増えていきました。最初のころは、これはきれい好きで几帳面な自分の性格によるものだと思っていたのですが、そうはいっていられなくなりました。手を洗うことに多くの時間を費やすようになり、とうとう教師を続けることができなくなったのです。手洗いが長くなったのは、担任する5年生のクラスでちょうど学級崩壊が起こっていた時期。Fさんはうまく学級運営ができないことに、大きなストレスを感じていました。

頭ではわかっていても、どうしてもやめられない

　Fさんの強迫症は、強迫症のなかでもっとも多い「不潔恐怖」などと呼ばれるタイプ。Fさんのように汚いものに対して強迫行為（手洗いなど）が出る以外にも、ガスの元栓やドアの鍵が閉まっているかどうか何回も確認したり、スリッパなどが揃っていないと気持ちが悪くて揃え続けたりと、いろいろなタイプの強迫症があります。どれも、頭ではその不合理さを理解していても、そうせずにはいられません。そうした行為にあたかも「とらわれている」ようなものです。

　強迫症の人の数は100人に2人から3人といわれていますが、強迫行為が不合理だと頭でわかっている分、人に見られないようにする傾向があるため、実際に身近にそういう人を見ることは少ないかもしれません。

PART1　あなたのココロの病はどんなもの？

あなたの
つらさの程度は？

これまで見てきた3人のタイプのうち、
あなたはどのココロの病でしょうか？
3つのうちのどれかに当てはまるかどうか、
自己チェック表に答えて結果を見ていきましょう。

かんたんな自己チェック表なので、気軽に答えてください。

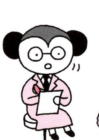

うつ病の簡易チェック表

1 あなたは最近、次に示すような状態が2週間以上続いていますか？

□気分が落ち込む。
□何に対しても興味が湧かず、楽しめない。

以上の2つのうち、1つでもあれば、下記の症状がないかもチェックしてください。
□食欲がない。
□眠れない、または眠くて起きられない。
□疲れが抜けない。
□本、新聞、資料など、文字を読むことに集中できない。
□自分はダメな人間だと思う。
□家族や仕事場の人から、普段と様子が違うといわれた。
□死んでしまいたくなることがある。

2 1の質問で複数にチェックをつけた場合、それによって、仕事、家庭生活、交友関係などを続けることに困難を感じていますか？

↓

> 2週間以上、複数の症状が続き（特に5つ以上の症状がある場合）、仕事、学業、家事などを続けるのが困難で、支障が出ているのであれば、うつ病の可能性があります。

※これは診断用ではなく、自分の状態を把握するための簡易的な自己チェック表です（『DSM-5』や『PHQ-9 (Patient Health Questionnaire - 9)』を参考に、一般向けにわかりやすい形で作成）。

PART1 あなたのココロの病はどんなもの？

パニック症の簡易チェック表

1 あなたはパニック発作を経験したことがありますか？

パニック発作とは、以下の13の症状のうち、4つ以上の症状が突然始まって10分程度の内にピークに達し、不安や恐怖を感じる状態のことを指します。

- □ 動悸
- □ めまいやふらつき
- □ 冷や汗
- □ 息切れ
- □ 窒息しそうな息苦しさ
- □ 胸の不快感
- □ 吐き気
- □ 体のふるえ
- □ しびれ感
- □ 悪寒やのぼせ感
- □ このままでは死んでしまうかもという恐怖感
- □ 気が変になるかもという恐怖感
- □ 現実感のなさ

次のページの質問につづく ➡

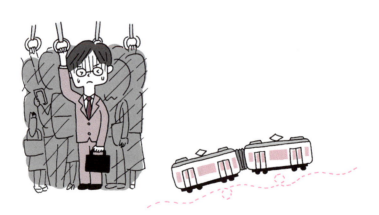

2 1でパニック発作の経験があると答えた人にお聞きします。以下の項目で当てはまるものはありますか？

☐ パニック発作がまた起こるかも？ と考えただけで不安になることが1ヵ月以上続いている。

☐ パニック発作が起こりそうな気がして、怖いと思ったり避けたりする場所・場面（電車や渋滞など）があり、これが1ヵ月以上続いている。

☐ パニック発作の症状に似た身体感覚を起こす物事（スポーツ、サウナ、ホラー映画、カフェイン、アルコールなど）を避けている。

☐ パニック発作にかかわる不安のために、仕事、学業、家事などに支障が出ている。

☐ パニック発作にかかわる不安のために、家族関係や人づきあいに支障が出ている。

2の項目が複数当てはまる人は、パニック症の可能性があります。

※これは診断用ではなく、自分の状態を把握するための簡易的な自己チェック表です（『DSM-5』や『PDSS（Panic Disorder Severity Scale）』を参考に、一般向けにわかりやすい形で作成）。

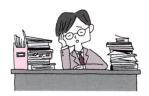

PART1 あなたのココロの病はどんなもの？

強迫症の簡易チェック表

1 以下の項目で当てはまるものはありますか？

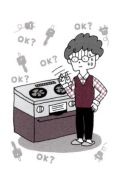

☐ 他人や自分自身を傷つけてしまうのではないか、災いが及ぶのではないかという考えが繰り返し浮かんできて不安になり、火の元、戸締り、スイッチ、車の運転、テレビやインターネットの健康情報などを過剰に確認する。

☐ 汚いものや病原菌によって自分が病気になったり、または、自分のせいで他人を汚染してしまったりするのではないかという考えが繰り返し浮かんできて不安になり、手洗い、歯磨き、入浴、洗濯、掃除などを過剰に行なってしまう。

☐ 自分が倫理道徳に反することをしてしまうのではないかとか、近親者や同性に対して性的に不道徳なことをしてしまうのではないかという考えが繰り返し浮かんできてつらいので、そういう考えをしないように抑え込もうとしたり、心のなかで大丈夫という言葉を繰り返しいってしまったりする。

☐ 特定の言葉、色、数字は縁起が悪いなど、迷信のような考えとわかっていても、それを破ると悪いことが起こるのではないかという思いが繰り返し浮かんできて不安になり、日常生活の動作や読み書きを縁起のよい回数繰り返したり、整頓などをするときも何度も繰り返して物の数を数えたり、やり直しをしたりしてしまう。

次のページの質問につづく➡

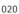

□ 物がきちんと並んでいないといてもたってもいられず気が済まないので、何度も何度も物の位置を直すことがやめられない。

□ 将来必要になるかもしれない、捨てたあとに後悔するかもしれないと思うと、ゴミだとわかっていても、物を捨てられないので、部屋がためたもので満杯になってしまっている（⇒ため込み症の可能性もあります）。
　※「ため込み症」は強迫症の関連疾患です。

2 1でチェックした項目がある人にお聞きします。

当てはまる項目を、1日1時間以上行うなど時間を浪費していると感じ、生活に支障が出ていたり、非常に苦しくてやりたくもないのにやっていたりしますか？

> 2で「はい」と答えた人は強迫症の可能性があります。

※これは診断用ではなく、自分の状態を把握するための簡易的な自己チェック表です（『DSM-5』や『Y-BOCS（Yale-Brown Obsessive Compulsive Scale）』を参考に、一般向けにわかりやすい形で作成）。

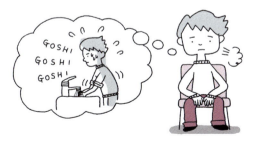
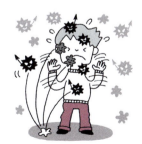

PART1 あなたのココロの病はどんなもの？

③ 認知行動療法はココロの病にどのくらい効果があるの？

認知行動療法によって、
どのくらいの人がよくなっているのでしょうか？
認知行動療法の実践で世界をリードしている
イギリスを例にとり、見ていきましょう。
また、認知行動療法はうつ病・パニック症・強迫症以外の
ココロの病気にも効果があるのでしょうか？

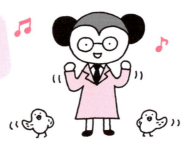

再発率が低いことが、認知行動療法の特長です。

"回復率の高さ" と "再発率の低さ"

　イギリスの調査では、「**うつ病**」の場合、認知行動療法も薬物療法も回復する割合は**約50％**と、同じ程度の治療成績です。それを踏まえて、どちらの治療法を選ぶかは患者さんの自由意思に任されていますが、現状では、4人に3人が認知行動療法を選んでいます。
　さらに、認知行動療法による回復率は「パニック症」で75％、「強迫症」で49％というデータや認知行動療法が薬物療法より効果が高いという研究もあり、各疾患の治療の第一選択として推奨されています。
　なお、**認知行動療法は、薬物療法に比べて再発しにくい**ことも追跡調査で明らかになっています。「ココロの病は再発しやすい」という点を考えると、それは非常に大きなメリットだといえるでしょう。

多くのココロの病に有効

　近年、認知行動療法がさまざまなココロの病やトラブルに効果を発揮することがわかってきたため、日本でも、医師が主導する場合に限り、気分障害などの一部のココロの病気が保険適用（本書で取り上げた、うつ病、パニック症、強迫症は適用）となっています。この3疾患以外で治療効果があるといわれているのは、社交不安症、心的外傷後ストレス障害（PTSD）、摂食障害、不眠症、アルコール依存、薬物依存など。統合失調症などについても、効果が期待されています。さらに、有効性の研究は精神領域に留まらず、海外では腰痛、肥満、糖尿病、禁煙などの治療にも広がっています。

COLUMN 1

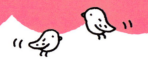

メタファーの広場
認知行動療法と「たとえ話」

　認知行動療法の現場では、"メタファー（一種のたとえ話）"がよく使われます。セッション（治療者が患者さんと対話しながら治療を行う時間）には、患者さんに理解し納得してほしいことがたくさんあり、それを本当に"腑(ふ)に落ちてもらう"ためには「たとえ話」が有効だからです。
　仏教の有名な説話に「長い箸(はし)」がありますが、これを現代社会に置き換えてみましょう。別々の部屋で宴会を始めた2つのグループがありました。どちらの部屋の席にも、用意されていたのは見たこともない長い箸。1つの部屋では「こんな箸で食べろというのか」と怒り出す人や、「せっかくのごちそうが食べられない」と嘆く人ばかりで、宴会は最悪に。一方、別の部屋からはみんなの笑い声が…。そこでは、長い箸を使って向かい合っている人どうしがごちそうを食べさせ合って盛り上がっていたのです。宴会（人生）を楽しくするのかそうでないかは、長い箸（出来事）に対する見方・考え方（認知）が決定する。まさに認知行動療法のためにあるようなお話です。

PART

2

そもそも
認知行動療法って何？

「認知行動療法」という言葉が広く知られるようになったことで、
最近は興味をもつ人が増えています。
なるべく薬を使いたくないという人が多くなってきたことも、
そうした傾向に拍車をかけているようです。

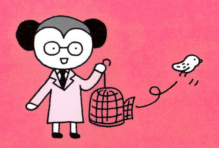

PART2 そもそも認知行動療法って何？

認知行動療法ってどういうもの？

認知行動療法は精神療法の1つで、
治療は主にセラピスト（治療者）と患者さんの
対話によって進められます。
対話が中心といっても、セラピストが
患者さんの悩みや、つらさを受け止めるだけでなく、
問題解決の道筋を一緒に考えるという
とても効果的な治療法です。

> 精神療法とは、薬物や物理的療法を用いず、心に働きかける治療法です。

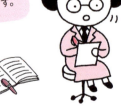

精神分析とは異なる「認知療法」

20世紀のなかごろまで「精神療法」の中心にあったのはフロイトが確立した「精神分析」ですが、1960年代になると精神分析に疑問を投げかける人たちが出てきました。認知行動療法の祖といわれる精神科医のアーロン・T・ベックもその1人で、元は精神分析の専門家でした。

精神分析が「無意識」に働きかけて治療していくのに対し、**ベックは"今、意識していること"に注目して患者さんの苦しみを短期間で取り除く方法を開発**しました。そして、『うつ病の認知療法』を著し、心の問題を解決する「認知療法」を発展させていったのです。

行動療法の技法を取り入れて「認知行動療法」が生まれた

「認知療法」として歩み始めたベックの療法に、やがて、「学習」をキーワードにして発展してきた**「行動療法」の技法が取り入れられて、「認知行動療法」が完成**しました。とはいえ、認知（思考）と行動はもともと表裏一体の関係にあり、影響し合うものであるため、認知行動療法で初めて組み合わされたというわけではありません。

- ●**認知療法** 心の問題の背景には思考パターンのクセがあるとし、そのクセを合理的でバランスのよいものに修正することで心の問題を解決する方法。
- ●**行動療法** 行動面に働きかけることで行動のクセを修正し、生活の支障を取り除く方法で、認知療法より前からあった。

PART2 そもそも認知行動療法って何？

❷ 認知行動療法は精神分析とどこが違うの？

認知行動療法は、
認知療法と行動療法が一つになることで生まれました。
精神分析のよい部分を取り入れながら、
その後も発展を続けています。
認知行動療法は、
従来の精神分析とどこが違うのでしょうか？

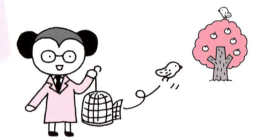

「考え方のクセ」というベック博士の気づきが、認知療法を生み出しました。

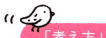

「考え方」に注目して「短期間で治す」

　フロイトが始めた精神分析は、無意識（意識の下にある領域）に注目し深層心理を探っていくことが治療の中心になっています。そして、患者さんが心に浮かぶことを自由に話しながら、無意識に抑圧してきた葛藤や欲望に気づき、自分の心のあり方を理解していくことを目指します。ただ、この方法は、治るまでに時間がかかることに加え、何年もかけて過去を掘り下げてもよくなるとは限らないことが難点でした。

　一方、認知行動療法が着目するのは「今、意識していること」、つまり患者さんの「考え」です。それは、ベックがうつ病を中心としたココロの病を治療・研究するうちに、心理的な問題の背景には「考え方の偏り」が共通して存在し、**偏りによる悪循環を表現したモデルに基づいて考え方を修正すれば短期間で症状が改善する**ことに気づいたからです。

傾聴、受容、共感を大切にしながら積極的に発言

　認知行動療法は、ロジャースが提唱した来談者中心の支持的精神療法（傾聴、受容、共感によって患者さんを支える治療法）を受け継いでいます。ただ、支持的精神療法や精神分析では基本的に、考え方の修正などについて治療者が積極的にアドバイスすることはないのに対し、認知行動療法では患者さんを受け入れながら、「考え方の偏り」を修正するために治療者が積極的に発言し、アドバイスすることもあります。つまり、**患者さんと治療者が問題解決に向かって一緒に歩んでいくというアプローチ**をとっているのです。

認知行動療法の医学的な根拠は？

認知行動療法に注目が集まっている背景には、
長い年月をかけて積み重ねられた治療実績があります。
認知行動療法の先進国である
イギリスを例にとり、そのエビデンス
（臨床結果などの科学的根拠）を見ていきましょう。

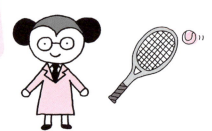

精神療法の本場イギリスには、膨大なエビデンスが存在します。

エビデンスにより明らかになった認知行動療法の効果

　認知行動療法が普及している背景には、「認知行動療法によってよくなる患者が多い」という事実があります。この事実の強力な根拠が、「エビデンスに基づく医療」の実践が根づいているイギリス医学界での、治療法の評価（無作為割付比較試験という客観的な調査法により治療法の効果を評価したもの）です。イギリスは、フロイトが亡命したこともあり、精神分析から出発した精神療法に非常に力を入れていて、精神療法の中心が認知行動療法に移ってからも常に世界をリードしています。**認知行動療法による治療効果のエビデンスも長期間にわたって集積**しており、データはイギリス国内に留まらず世界中から集められています。その結果、**「認知行動療法によってよくなる患者が多い」ことが導き出されている**のです。

パニック症、強迫症、軽症のうつ病の第一選択は認知行動療法

　近年、エビデンスに基づいて治療ガイドライン（治療の指針）を作成することが時代の潮流となっています。その方針は精神科領域の疾患にも及んでいますが、日本ではエビデンスの集積が進んでいないこともあり、今はまだ精神疾患の治療ガイドラインに認知行動療法が治療の第一選択と位置づけられているケースはありません。一方、イギリスの治療ガイドラインでは、「中等症のうつ病」では薬物療法と認知行動療法のどちらを選ぶかは患者さん本人に任せられ、**「パニック症」「強迫症」「軽症のうつ病」では認知行動療法が治療の第一選択**として推奨されています。

PART2 そもそも認知行動療法って何？

認知行動療法を受けるには？

認知行動療法を受けたいと思った場合、
どこでどのように受けたらいいのでしょうか？
残念ながら、現在、そうした情報は
あまり多いとはいえません。
では、認知行動療法を行なっている
専門機関に行くにはどうしたらいいのでしょうか？

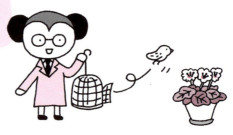

ココロの病を治すには、信頼できる専門医を見つけることが先決です。

まず、信頼できるココロの専門医を見つけましょう

　うつ病、パニック症、強迫症の疑いを抱いたときは、まずメンタルクリニックなどを受診するのが一般的です。認知行動療法に関心がある人は、インターネットなどで認知行動療法も行なっているクリニックを探すのもいいと思います。大事なのは、自分に合った信頼できる専門医を見つけること。そこで自分の状況を伝えて、病気の診断をしてもらいましょう。**認知行動療法を受けるには、専門医による病気の診断が必要**だからです。

認知行動療法を受けたいという希望を伝えましょう

　診断がついた時点で、多くの医師は「うつ病」「パニック症」「強迫症」のどの病にも薬（主としてSSRI／選択的セロトニン再取込み阻害薬）による治療を勧めると思います。現在、これらのココロの病の治療は、薬によるものが中心だからです。診断がついた時点で、認知行動療法を受けたい人は、その療法に関心があることをはっきり伝えましょう。患者さんに寄り添う医師であれば、頭ごなしに否定しないはずです。そして、その医師が認知行動療法に適していると判断すれば、そのクリニックで認知行動療法を行うか、認知行動療法を実施している専門機関に紹介状を書いてくれるでしょう。

　ただ、強い自殺念慮がある人などについては、薬物療法や入院療法が必要な場合も。医師が納得できる理由を示して薬物療法を勧めた場合はそれに従ったほうがよいでしょう。認知行動療法が適しているかどうかの判別は、認知行動療法の開始時にも行われます。

PART2 そもそも認知行動療法って何？

5
認知行動療法を優先させたほうがいい？

薬物療法と認知行動療法は、
どちらを優先させればいいのでしょうか？
また、一緒に受けることは可能なのでしょうか？
認知行動療法には副作用がないことも、
判断材料にしてみてください。

認知行動療法を先に受けたほうがよいケースも多いですよ。

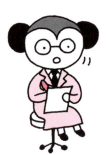

「認知行動療法」と「薬物療法」のどちらを先に？

認知行動療法の専門家なら、最初は認知行動療法を選んでほしいというでしょう。なぜなら、そこで治れば、その後、薬に頼らなくても生活していける可能性が高いからです。もちろん、薬にも優れた面があるので、最初に薬物療法を行うことが必ずしも悪いわけではありません。そのあたりは信頼できる専門医と相談しましょう。

また、認知行動療法と薬物療法を併用することも可能です。ただ、どちらの効果でよくなったのかがわかるように、一緒に始めないほうがいいと思います。どちらを先に行なっても、症状があまり改善しないケースがあるので、そういう場合に「上乗せ式」で治療法の追加を検討するのがいいでしょう。

セルフカウンセリングを試すという選択肢も

認知行動療法を受けたい人にとっての最大の問題は、実施しているところがまだ少数であること。それは、認知行動療法の専門家が少ないことと、診療報酬の関係で認知行動療法に医師が取り組むメリットが小さいことが原因と考えられます。インターネットなどで認知行動療法を自由診療で行なっているところを探すこともできますが、質の保証についてはその治療機関に任されているため、患者さんが注意して探す必要があります。

こういう状況下では、症状がそれほど深刻でなくいい治療機関がなかなか見つからないときは、セルフカウンセリングを試すのも1つの選択肢です。

PART2 そもそも認知行動療法って何？

認知行動療法は自分でもできるの？

認知行動療法の効果や現状についての
説明が終わったところで、認知行動療法に基づく
セルフカウンセリングは自分でもできるのか？
自分で行なっても効果があるのか？
と疑問に思った人も多いことでしょう。
それについて、順を追って説明します。

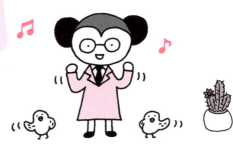

自分で行なっても効果がある、とベック博士もいっています。

原理を理解すれば、一人でもある程度効果が出せる

　自分一人でも、シンプルで無理のない方法でセルフカウンセリングを行うことは可能であり、効果も期待できます。うつ病、パニック症、強迫症になった背景には、悪循環のパターンがあるので、そのポイントを理解し、順を追って**認知行動療法的なセルフカウンセリングを行えば、あなたの症状はきっと軽くなる**でしょう。しかも、認知行動療法には基本的に副作用がありません。もし、セルフカウンセリングで完全によくならなかったとしても、生活をよい方向に向けるヒントは得られるはずです。

　また、セルフカウンセリングでは、特別な準備は必要ありません。使うとしたら、紙と鉛筆くらい。ハードルがとても低いので、ぜひ試してください。

自分で行うことの意義はベックも認めている

　認知行動療法の祖であるベックは、患者さんに対して認知行動療法を行うことで、症状が短期間のうちに軽くなっていくことを発見しました。そして、治療を始めた当初から、そうした認知的スキルを患者さんに教えると、回復状態が維持できることも発見していたのです。

　つまり、**認知行動療法で学んだ方法を自分だけで実践しても、再発しにくく、ココロの病になりにくい生活が送れる**ということです。認知行動療法は治療法に留まらず、明るい人生を歩むための"生きるスキル"になるのです。

認知行動療法を知るための重要なキーワード

ここでは、本書を読むときに知っておいたほうがよい
キーワード（専門用語）の意味を解説します。
これらのキーワードは、
認知行動療法を受ける場合にも役立ちます。

> キーワードの意味を知ると、認知行動療法への理解が深まります。

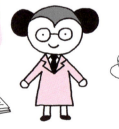

【認知】

「認知」は認知行動療法の理解に欠かせない言葉です。認知は、そもそも何かが起こったときに、それを目や耳などを通して知覚するところから始まります。ですが、認知行動療法は主として会話によって治療が進められるため、そうして知覚した情報が言葉として解釈された"考え"を主に扱います。ただし、イメージを扱う場合もあります。

つまり、「認知」は、現実(出来事)を言葉で解釈した「考え」だと思えばいいのです。また、不安などの強い感情とセットになった認知を、特に「ホットな認知」と呼ぶこともあります。

【自動思考】

「自動思考」とは認知の1つの形で、何か出来事に直面したときに「とっさに頭に浮かぶ考え」のこと。理性や常識で検証されることなく瞬間的に生み出されるものなので、その人の心の底にある価値観や信条が見える形で現れたものといえるでしょう。認知行動療法では「自動思考」を認知の重要な要素として扱うため、認知行動療法を受ける人には自分の「自動思考」を自覚してもらうことが大切です。

【行動】

一般的な「行動」とほぼ同じ意味で使っていますが、特に認知行動療法では、意識するしないにかかわらず、何らかの意思の表れとして人が動くことを指しています。認知が変わることで行動が変化したり、行動を変えることで認知が変わったりすることを治療で利用します。

PART2 そもそも認知行動療法って何？

【スキーマ】

スキーマはもともと"図式"や"計画"を表す英語ですが、認知行動療法においては、考え方の図式、つまり「考え方のクセ」のようなもの（認知の構造）を指しています。それは心の底にある信条や信念といい換えることもでき、普段はあまり意識されることがありません。しかし、スキーマに「ストレスを生み出しやすく自分を傷つけやすい」傾向がある場合は、ココロの病を引き起こす確率が高まります。認知行動療法では、そのパターンを見つけ出し、スキーマの偏りを修正することで、ココロの病を治療するのです。

【認知の偏り】

スキーマに偏りがあると、何かの出来事に直面したとき、現実に即した合理的な考えが浮かばず、不合理で多くの場合は悲観的な考えが浮かびます。それが"偏った認知"であり、これが最初に表面に現れたものが"悲観的で否定的な自動思考"です。心の根っこ（スキーマ）に偏りがあると、認知、感情、行動に次々と悪循環を起こしていくのです。

【適応的思考】

適応的思考とは、現実に即した客観的で合理的な考え方のことで、社会生活を円滑に営むために欠かせないものです。これとは反対に、事実に対し感情などのバイアスをかけて、客観的に解釈したり判断したりできない考え方を、非適応的思考といいます。

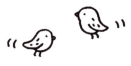

【セッション】

　認知行動療法で、セラピスト（治療者）と行う対話形式の面談を指します。通常、1回のセッションは50分程度に設定されます。認知行動療法の治療で行われるセッションの回数は、公的医療保険でカバーされる16回が1つの目安になっています。

【ホームワーク】

　ホームワークとは毎回のセッションで出される宿題のこと。問題解決には、セッションの外の実生活のなかで、自分自身で書いたり考えたり行動したりすることが不可欠です。認知行動療法は、セッションとホームワークの両輪があってはじめてうまく進んでいくのです。

【ケースフォーミュレーション】

　ケースは症例、フォーミュレーションは定式化などと訳されます。つまり、「ケースフォーミュレーション」とは、自分の病気を把握するために、考えや行動を図式に当てはめてパターンを見つけ出すことを指しています。これは、考え方の悪循環に気づくために必要な作業です。

　認知行動療法の図式をかんたんにいうと、出来事が起こったときに、どのような自動思考が起こり、どんな気持ち（感情）になって、どう行動したか、というもの。たとえば、うつ病で会社を休んでいる患者さんが、「犬の散歩から帰ったら、近所の奥さんたちが自宅の近くで井戸端会議をしていた（出来事）」、「会社に行かないで毎日何しているのかしら？と自分のウワサをしていると思った（自動思考）」、「すごく嫌な気分になった（感情）」、「しばらく家から出なかった（行動）」などを図にして書き出すわけです。

認知行動療法で よく使われる手法

認知行動療法では、悪循環を解消して
バランスのよい考え方や行動を身につけていくために、
その病気やその患者さんに合った手法で
治療を進めていきます。
ここでは、代表的な方法をいくつか紹介しましょう。

実は、この本を読むことも、手法の1つ(読書療法)なのです。

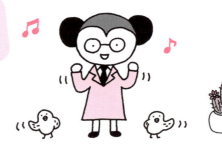

【コラム法】

　コラム法は認知（出来事を言葉で解釈した考え）を整理する代表的な方法で、特にうつ病では治療の基本になっています。コラムとは表のなかの記入欄のこと。項目タイトルの右側の空欄に自分の体験を書き入れることで、考えを整理していきます。項目の数によって『3つのコラム』『5つのコラム』『7つのコラム』などがありますが、基本の項目は「出来事」「考え（自動思考）」「気分（感情）」の3つ。数が多くなるにつれ、もう少し複雑な「考えの根拠」「考えの反証」「適応的思考（合理的な思考）」「気分の変化」などが加わります。

【曝露療法（エクスポージャー）】

　曝露療法（ばくろりょうほう）とは、不安に感じている対象に身をさらして慣れるようにする一種の行動療法です。これはパニック症や強迫症の認知行動療法の中心となる療法で、パニック症では、たとえば不安に感じている電車やエレベーターに乗ることがそれに当たり、強迫症では、強迫観念を引き起こすこと（汚いものに触るなど）を行うことがそれに当たります。ただし、強迫症の場合は、そのあとにくる強迫行為（手を洗い続けるなど）をガマンする"反応妨害"がセットになっているので、特に「曝露反応妨害法（ばくろはんのうぼうがいほう）」と呼んでいます。

【行動活性化療法】

　行動と感情のつながりに注目する行動療法的な手法の1つで、代表的なものに「うつ病の行動活性化療法」があります。うつ病には、「抑うつ感情」と「意欲の喪失」という2大症状がありますが、意欲の喪失は「やる気」が起こらないから行動しないというのが一般的な図式。この療法では、行動しないからやる気が出ないという逆方向の図式を前提に、段階的に行動を活性化していくことで意欲（やる気）を高めていきます。

【支持的精神療法】

　支持的精神療法とは、「傾聴」「共感」「受容」を基本とした対話によって患者さんを支えながら治療を進めていく精神療法の手法。医師の患者に対する基本的な姿勢であるとともに、患者さんにとってはつらい気持ちを共感して受け止めてもらうことで少し症状が軽くなる一種の治療にもなっています。ロジャースが来談者中心療法と呼んだ手法ですが、今では精神科医を始め心を扱うすべての人たちに浸透しています。

　認知行動療法ではセッションの質をチェックする12の項目がありますが、なかでもっとも重要なのが「対人的効果」。これはセラピストが患者さんにどれだけ真摯に温かく接したかということで、つまり、支持的精神療法と同じようによい関係がつくれたかが問われているのです。

【モデリング】

　患者さんに実際に行動してもらう前に、まず治療者が手本（モデル）を見せるということです。

【遠隔認知行動療法】

　患者さんにとって自宅で認知行動療法を受けるほうがよりリラックスできるという観点から、イギリスなどでは治療者が患者さんの自宅を訪問して行う方法が発達しています。「遠隔認知行動療法」は、そのバリエーションの1つで、自宅にいる患者さんと病院の医師などがテレビ電話を使って行う方法です。

【ロールプレイ】

　別の考え方をしてみようというときに、誰かになった（その人の役を演じる）つもりで考えたり発言したりすることです。あんなふうに考える人になりたいと思ったときに、その人になりきって考えてみるとよい考えが浮かぶものです。

【スモールステップ化】

　スモールステップ化は、課題をいくつかの段階に分けて順番に行なっていく手法。不安に対して行う曝露（ばくろ）療法（りょうほう）では、不安の小さいものから"段階的に"曝露していきますが、これがスモールステップ化です。

【アサーティブトレーニング】

「アサーション（アサーティブの名詞形）」とは、自分も相手も大切にしながら自己をしっかり主張する会話スキルのこと。ココロの病にかかる人にはコミュニケーションがうまくとれない人が多いので、「あなたも間違っていない、私も間違っていない。問題は考え方の違いにある」というふうに、自己主張しながら歩み寄るアサーティブトレーニングが効果的です。

COLUMN 2

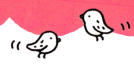

メタファーの広場

うつ病のセッションでよく使われる「裁判所のメタファー」

　うつ病の治療には、コラム法（『7つのコラム』など）を行うセッションがあります。『7つのコラム』とは、「状況」「気分」「自動思考」「根拠」「反証」「適応的思考」「気分の変化」を書き出して、別の考え方を見い出すことで心を前向きにしていく方法です。

　これを書いてもらうときによく用いるのが「裁判所のメタファー」。うつ病の人は、裁判所でいえば、弁護人のいない法廷に立たされているようなもの。その法廷には「おまえは有罪（ダメな人間）だ」という検事（会社の上司など）しかいません。でも、裁判所には本来、被告人であるあなたを弁護する弁護人がいるはずです。弁護人は検事のいうことに100％同意することはなく、検事側の証拠（根拠）に対して弁護側の証拠（反証）を示します。適応的思考（合理的な考え方）とは、その弁護側の「彼は無罪（できる人間だ）」という考えのこと。自分が自分の弁護人だったらどう弁護するのか、その証拠（反証）は何なのか。それを想像することで、進まなかったコラムが完成するというわけです。

PART 3

3つのココロの病に対する標準的な認知行動療法の流れを知ろう

基本的な認知行動療法の流れを、厚生労働省が公表している
標準治療マニュアルと千葉大学医学部附属病院 認知行動療法センター長の
清水栄司先生へのインタビューを踏まえて、
セラピスト（治療者）の視点で説明していきます。

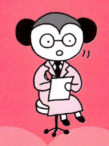

- **うつ病**の認知行動療法…p.050
- **パニック症**の認知行動療法…p.066
- **強迫症**の認知行動療法…p.084

PART 3 を読む前に

標準治療を知れば、セルフカウンセリングがより効果的に！

　PART 3では、実際に認知行動療法を行なっているプロの治療者＝セラピスト（医師や臨床心理士など）がどのようなプログラムに基づいて治療しているのかを、厚生労働省が公表している標準治療を踏まえて説明していきます。PART 4のセルフカウンセリングは、この標準治療に基づいて構成されているので、安心して実践してください。

「むずかしそう！」と感じる人はPART 3を読み飛ばしても大丈夫！

　PART 3は、「なんだかむずかしそう」とか「読む気が湧かない」と感じる人がいるかもしれません。そんなときは、ここを読み飛ばしてPART 4のセルフカウンセリングに進んでも大丈夫。セルフカウンセリングは、標準的な認知行動療法を知らない人でもできるように工夫してあるからです。

セルフカウンセリングのあとにPART 3を読むのも効果的！

　PART 3を読まずにPART 4のセルフカウンセリングに進んだ人は、セルフカウンセリングをしてココロが少し軽くなったら、PART 3を読んでみるといいでしょう。専門家が行うコアな治療がどんなものなのかを知ることで、セルフカウンセリングへの理解が深まるからです。そのあと、もう一度セルフカウンセリングを実践すれば、よりよい効果が得られると思います。

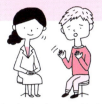
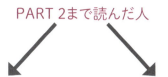
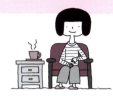

PART 2まで読んだ人

認知行動療法の基本的な流れを知りたい人は

PART 3はむずかしそうという人は

PART 3（本PART）
標準的な認知行動療法
・うつ病　・パニック症　・強迫症
のいずれかを読む。

PART 4（次のPART）
セルフカウンセリング
・うつ病　・パニック症　・強迫症
のいずれかのセルフカウンセリングを行う。

認知行動療法への理解が深まったら

興味が沸いたら

PART 4（次のPART）
セルフカウンセリング
・うつ病　・パニック症　・強迫症
のいずれかのセルフカウンセリングを行う。

PART 3（本PART）
標準的な認知行動療法
・うつ病　・パニック症　・強迫症
のいずれかを読む。

さらに精度を上げたい人は

PART 4（次のPART）
セルフカウンセリング
・うつ病　・パニック症　・強迫症
のいずれかのセルフカウンセリングをもう一度行う。

※ココロの病は複数当てはまる人もいるので、気になる場合は、自覚のある病気以外のところも読んでみてください。

1 うつ病に対する認知行動療法の標準的な流れ

治療（セッション1〜16）の全体像

うつ病の認知行動療法では、
基本的に1回50分のセッション（治療のための面談）を、
患者さんの状態に応じ、3ヵ月〜1年かけて16回実施します。
うつ病の治療の中心は、"自動思考"と"スキーマ"の偏りを修正すること。
これによって、うつ病の症状が改善していきます。

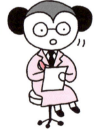

患者さんは、遠慮せずに何でも自由に話していいんです。

各治療段階の目的と要点

- 治療段階：**第1段階**
- セッション：[1・2回目]

患者さんの**症状や生活歴**をよく聞く。患者さんと**信頼関係**を築いて、うつ病や認知行動療法を理解してもらう（**心理教育**）。

第2段階
[3・4回目]

セラピストと患者さんの相互理解をさらに深め、**治療の目標**を具体的に定める。患者さんに『**行動記録表**』をつけてもらう。

第3段階
[5・6回目]

起こった**出来事**、それによって生じる**気分**、**行動**といった要素を理解してもらう。『**ケースフォーミュレーション**』を作成し、それらの要素が悪い流れ（**悪循環**）を起こしていることに気づいてもらう。

第4段階
[7〜12回目]

コラム法を行うことで自動思考（とっさに浮かぶ考え）を見直し、**合理的で適応的な考え**が浮かぶよう練習してもらう。『アサーティブトレーニング』や『問題解決法』で**認知と行動を変える練習**をしてもらう。

第5段階
[13・14回目]

スキーマ（心の底にある考え方のクセ）を**再構築**する。

第6段階
[15・16回目]

再発防止を意識しながら、これまで学んだ認知行動療法の内容を復習し、同じような状況が起こったときの対処法を考える。

※患者さんの状態やセラピストの判断により、治療の内容や順序が変わることがあります。

① うつ病 に対する認知行動療法の標準的な流れ

第1段階
セッション1・2の概要

ここで大切なのは、セラピストが患者さんの話をよく聞き、
患者さんとの信頼関係を築くこと。
これが治療を支える力となります。
次に、うつ病と認知行動療法について患者さんに説明（心理教育）します。
心理教育は治療効果を高める役割も果たすため、
治療期間を通じて必要な場面で行われます。

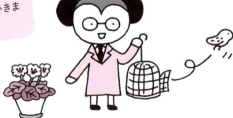

患者さんとセラピストの信頼関係が治療を最後まで支えていきます！

セッション1の基本的な流れ

❶ セラピストが自己紹介をして、治療の進め方と概要を説明します。
❷ 今回のセッションの内容を話し合い、どう進めるのかを決めます。
❸ 患者さんの主訴、病歴、生活歴、現在の症状などについて聞いていきます。
❹ うつ病と認知行動療法について、わかりやすく説明します。
❺ 患者さんに次回までにやってきてもらうホームワークを出します。
❻ セッションのまとめをして、患者さんから感想や質問を聞きます。

❸では患者さんから過去にうつ状態だった時期の話を聞き、そのときに何があったかも聞いていきます。❺のホームワーク（宿題）は、うつ病の認知行動療法の説明資料を読んでくる、といったことです。

セッション2の基本的な流れ

患者さんが前回だけでは話し切れなかったことを聞いていきます。

❶ 患者さんの状態を確認し、前回からの変化について話し合います。
❷ 前回のホームワークについて、感想や意見を聞きながら話し合います。
❸ 今回のセッションの内容を話し合い、どう進めるかを決めます。
❹ 病歴と症状を把握し、問題点を整理し、治療目標についても考えます。
❺ 患者さんに、次回までにやってきてもらうホームワークを出します。
❻ セッションのまとめをして、患者さんから感想や質問を聞きます。

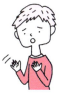

❺のホームワークは、記録用のノートを用意して、治療や生活の気づきや日々の活動を継続的に記録することです。

PART3　3つのココロの病に対する標準的な認知行動療法の流れを知ろう

   1 うつ病 に対する認知行動療法の標準的な流れ

第2段階
セッション3・4の概要

ここでの主な目的は、治療全体の目標を
短期・中期・長期に分けて設定すること。
たとえば、休職中の人なら、
短期目標は「2週間後くらいに上司にメールしてみる」、
中期目標は「3ヵ月後くらいに、上司に電話をかけたり、
会社を訪ねたりしてみる」、
長期目標は「6ヵ月後に会社に復帰する」などといった感じです。

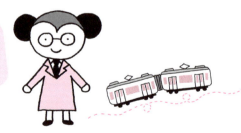

やる気の出る具体的な治療目標を立てることが大事です！

セッション3・4の基本的な流れ

患者さんの状況や気分の変化に応じて、話す内容を変えたり深くしたりしながら、患者さんが納得できる治療目標の設定に向かっていきます。

❶ 患者さんの状態を確認し、前回からの変化について話し合います。
❷ 前回のホームワークについて、感想や意見を聞きながら話し合います。
❸ 今回のセッションの内容を話し合い、どう進めるかを決めます。
❹ <u>現在の症状を概念（図式）化していきます。</u>
❺ <u>治療目標を一緒に検討し、患者さんのやる気の出る目標を設定します。</u>
❻ <u>患者さんの活動量を増やし活性化する工夫をします。</u>
❼ 患者さんに、次回までにやってきてもらうホームワークを出します。
❽ セッションのまとめをして、患者さんから感想や質問を聞きます。

この段階のポイントは、うつ病に特徴的な認知や行動を念頭において患者さんの症状を概念化（言葉による図式化）すること。認知行動モデル（『ケースフォーミュレーション（事例の定式化）』）（記入用紙はp.153）を用いて、出来事が起こったとき、どんな自動思考が起こり、どんな気分になって、どう行動したかを把握します。

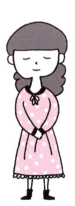

❻での工夫の1つに『ポジティブ行動記録表』（記録用紙はp.152）があります。患者さんに、1週間の曜日ごとの「楽しかったこと」と「できたこと」を記録してもらい、自分の行動を見直すきっかけをつくるのです。

PART3　3つのココロの病に対する標準的な認知行動療法の流れを知ろう

①うつ病に対する認知行動療法の標準的な流れ

第3段階
セッション5・6の概要

ここでの主な目的は、自動思考と気分の関係を
患者さんにきちんと把握してもらうこと。
前回の『ケースフォーミュレーション』を基に
患者さんに、自動思考によってうつ病が治らない
悪循環が起こっていることに気づいてもらいます。

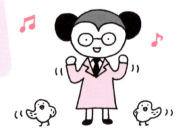

どんな悪循環が起こっているかわかれば、治す糸口が見つかります！　ここが治療の要です。

セッション5・6の基本的な流れ

大切なのは、悲観的な自動思考を明らかにし、眺めてもらうことです。

❶『ホームワーク』を踏まえ、前回からの変化について話し合います。
❷ 今回のセッションの内容を話し合い、どう進めるかを決めます。
❸ <u>出来事、自動思考、気分、行動の流れを明らかにしていきます。</u>
❹ <u>自動思考の中身を明確にし、憂うつな気分を起こす問題があることを明らかにします。</u>
❺ 患者さんに、次回までにやってきてもらうホームワークを出します。
❻ セッションのまとめをして、患者さんから感想や質問を聞きます。

前回に続き、❸では、認知行動モデル(『ケースフォーミュレーション』)を用いて、出来事が起こったとき、どんな自動思考が起こり、どんな気分になって、どう行動したかを把握します。❹では、『3つのコラム』(p.059の『7つのコラム』の上3つと同じもの)を用います。

『ケースフォーミュレーション』の例

※記入用紙は付録 p.153

出来事(落ち込んだときの状況)
部長に「この程度のノルマが達成できないとは！何年営業をやっているんだ」と怒鳴られた。

↓

自動思考(とっさに浮かぶ考え・認知)
部長は私を見限った。私は営業部で一番ダメな人間だ。

気分(感情)
悲しくて落ち込んだ。周囲の目が自分に集まって恥ずかしかった。

行動
平静を装うのが精一杯で、何も考えられず、仕事をするふりをした。

1 うつ病に対する認知行動療法の標準的な流れ

第4段階
セッション7〜12の概要

ここでの目的は、『7つのコラム』を使って
悲観的すぎる自動思考がうつ症状を引き起こしていることを理解し、
別の合理的な見方があることに気づいてもらい、
自動思考を適切なレベル（バランス思考）まで修正していくことです。

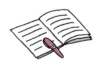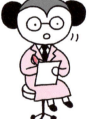

適切なバランス思考（適応的思考）を見つけることが、うつ改善の鍵！

セッション7〜12の基本的な流れ

❶ ホームワークを踏まえ、前回からの変化について話し合います。
❷ 今回のセッションの内容を話し合い、どう進めるかを決めます。
❸ 『7つのコラム』を用い、自動思考を修正していきます。
❹ 患者さんに、次回までにやってきてもらうホームワークを出します。
❺ セッションのまとめをして、患者さんから感想や質問を聞きます。

❸では「裁判所のメタファー」（p.046のコラムを参照）が役立ちます。また、必要に応じ、認知と行動を同時に変える試みとして、『アサーティブトレーニング』（p.060参照）と『問題解決法』（p.061参照）を練習します。

※記入用紙は p.154

トピック	記入欄　※［0〜100］は強さや確信度
状況（出来事）	部長に「この程度のノルマが達成できないとは！　何年営業をやっているんだ」と怒鳴られた。
気分	恥ずかしさ［80］　罪悪感［90］　悲しさ［100］
自動思考	私は営業部で一番ダメな人間だから、会社を辞めたほうがいい。［90］
根拠	営業成績が伸びていないことは事実。営業部の主任なのに、これでは部下に示しがつかず、怒鳴られても仕方がない。
反証	会社全体の営業成績が前年より平均30％落ち込んでいるので、個人の能力の問題だけではない。部長も会議のたびに重役から叱責されるイライラを部下である自分にぶつけているのだ。
適応的思考	私はダメな人間ではない。会社にそれなりに貢献できている。
気分の変化	恥ずかしさ［60］　罪悪感［50］　悲しみ［40］

『7つのコラム』の記入例

セッション7〜12で行われる
認知と行動を同時に変えるための練習

必要に応じ、認知と行動を変える練習として『アサーティブトレーニング』や『問題解決法』を行います。

【アサーティブトレーニング】

『アサーティブトレーニング』とは、自分の意見を伝えながら周囲と円滑なコミュニケーションを図る練習のことです。あなたと私がいれば、その間のコミュニケーションには次の4つのパターンがあります。

❶あなたを肯定／私も肯定
❷あなたを肯定／私を否定（受身的）
❸あなたを否定／私を肯定（攻撃的）
❹あなたを否定／私も否定

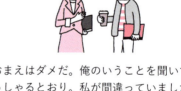

うつ病になる人は、たとえば上司から「おまえはダメだ。俺のいうことを聞いていればいいんだ（❸）」といわれると、「おっしゃるとおり。私が間違っていました（❷）」といいがちです。でも、受身的なコミュニケーションを続けていると、それが信条になり、自動思考もパターン化して、うつ病の下地ができてしまいます。

アサーティブなコミュニケーションは❶。「**あなたは正しい。私も正しい。意見が食い違っているのは、価値観の相違。歩み寄るために話し合っていきましょう**」。これをセラピストと一緒に、場面を設定してロールプレイで練習するのが、アサーティブトレーニングです。

きつい口調でいわれても、何度か練習するうちに、自分も間違っていないと相手に自己主張できるようになります。

【問題解決法／RIBEYE(リブアイ)メソッド】

　うつ病の人は、問題が起こると、何日もくよくよ考えて不安を募らせがちです。この練習の目的は、「問題解決に対して全力で考え、合理的な方法で解決策を選択し、それで行くと決めたら悩まない」という習慣をつけること！ ポイントは、数多くの解決案を出して、それに点数をつけることです。

1 R（リラックス）
コーヒーでも飲んで、問題を解決する前にまず気持ちを落ちつける！

2 I（アイデンティファイ）
今、何が問題になっているのかを、はっきりさせる。

3 B（ブレインストーム）
ばかばかしいと思えるような案でもいいので、とにかく解決案を数多く出してみる。

4 E（エバリュエイト）
メリットとデメリットを考えて、各解決案を評価する。［0〜100点］

5 Y（イエストゥーワン）
解決案のなかから1つ選ぶ。

6 E（エンカレッジ）
解決策を決めたらもう悩まずに、行動あるのみ、と自分を励ます。

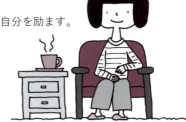

※ RIBEYEは米国のJF・カリーの考えた方法です。

1 うつ病 に対する認知行動療法の標準的な流れ

第5段階
セッション13・14の概要

ここでの目的は、バランスのとれた
スキーマ（心の底にある信条や信念）を再構築すること。
スキーマには、「自己に対するスキーマ」「他人（世界）に対するスキーマ」
「未来に対するスキーマ」の3つがあります。
起こった出来事から、そのときの自動思考の源である
スキーマを見つけ出すことが大事です。

> スキーマを自分で見つけることができれば、修正することが可能に！

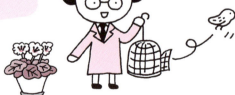

セッション13・14の基本的な流れ

この2つのセッションでは、スキーマ（心の底にある信条や信念）の偏りを修正します。

❶ ホームワークを踏まえ、前回からの変化について話し合います。
❷ 今回のセッションの内容を話し合い、どう進めるかを決めます。
❸ スキーマとは何で、自動思考とどう関係しているのかを説明します。
❹ スキーマを明らかにして偏りを修正し、症状の改善を図っていきます。
❺ 治療の終結を意識して、着地のタイミングを探っていきます。
❻ 患者さんに、次回までにやってきてもらうホームワークを出します。
❼ セッションのまとめをして、患者さんから感想や質問を聞きます。

❸と❹では、『スキーマリスト』がよく用いられます。

❻のホームワークとして、「自分はそんなにダメじゃないと思ったこと」を記録する『ポジティブ行動記録表』（記入用紙は p.152）を毎日つけてもらいます。この記録表は、「自分はそこそこやれる人間だ」という健康なスキーマを毎日思い出してもらうためのものです。

『スキーマリスト』の例

※例にならって自分のスキーマを考えてみましょう。

	元気なときにどう考えるか？	うつのときにどう考えるか？
自分についての考え方	自分には結構実力がある。	自分は無能な人間だ。
他人（世界）に対する考え方	同期は大事な仲間だ。	同期はライバル（敵）でしかない。
未来に対する考え方	将来はうまくいく。	お先まっくらだ。

PART3 3つのココロの病に対する標準的な認知行動療法の流れを知ろう

① うつ病 に対する認知行動療法の標準的な流れ

第6段階
セッション15・16の概要

治療を終結させるには、患者さんに「治療を終了しても大丈夫」「自分が自分のセラピストになれるんだ」と確信してもらう必要があります。
大切なのは、自分が治療セッションに主体的にかかわることで症状が寛解（ほぼ治ったと考えられる状態）したのだということを、患者さんに自覚してもらうことです。

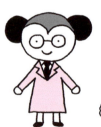

心の治療では、治療が終結したあとの再発予防が重要です！

セッション 15・16 の基本的な流れ

　大切なのは、この先はセラピストがいなくても一人で認知行動療法をやっていける、と患者さんに自信をもってもらうこと！

> ❶ ホームワークを踏まえ、前回からの変化について話し合います。
> ❷ 今回のセッションの内容を話し合い、どう進めるかを決めます。
> ❸ 治療過程を振り返り、治療を終えても一人でできそうかを話し合います。
> ❹ 再発の可能性を説明し、再発のきざしに気づくことの重要性を理解してもらいます。
> ❺ これまでに得たスキルを整理して、再発予防に使えるようにします。
> ❻ 終結後、1ヵ月後、3ヵ月後、1年後の目標を話し合います。
> ❼ 最終回までにやってきてもらう仕上げのホームワークを出します。
> ❽ セッションのまとめをして、今後のことを話し合います。

　❹では、今回の一連の治療でうつ病が完治ではなく寛解（ほぼ治って通常の生活ができる状態）したのだということを伝え、また症状が出ても、あわてずに今までに習得した認知行動療法を用いて対処すれば大丈夫だと理解してもらいます。

　❺の作業は患者さん主体で進めることが大事で、それによって安心感が生まれます。

　❻では、終結後も認知行動療法が生活のなかに習慣として定着するように、具体的な目標を話し合い、必要ならばセラピストに相談できることを話して、患者さんの不安感を取り除くことが大切です。

❷ パニック症 に対する認知行動療法の標準的な流れ

治療（セッション1〜16）の全体像

パニック症の認知行動療法では、
基本的に1回50分のセッション（治療のための面談）を、
患者さんの状態に応じ、3ヵ月〜1年かけて16回実施します。
パニック症の治療では、行動療法の段階的曝露療法（ばくろりょうほう）が知られていますが、
本書では認知にも働きかけながら行動実験に取り組む
認知行動療法（清水栄司先生が行っている療法）を紹介します。

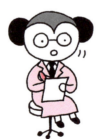

まず、パニック症の認知行動療法の流れを理解しましょう。

各治療段階の目的と要点

第1段階
- 治療段階：**第1段階**
- セッション：**[1・2回目]**

患者さんの**症状や生活歴**をよく聞いて、**信頼関係**を築く。パニック症と認知行動療法を理解してもらい（**心理教育**）、**治療目標**を立てる。

第2段階 [3回目]

認知行動モデルを作成し、「認知・感情・身体反応」や「認知・感情・行動（安全行動）」に**悪循環**が起きていることに気づいてもらう。

第3段階 [4～6回目]

悪循環をなくすために、「安全行動」「身体感覚」「注意」について理解してもらう。

第4段階 [7～10回目]

行動実験を繰り返すことで、パニックが起こる場面に慣れてもらう。行動実験を通じて、偏っている自動思考を見直し、**合理的で適応的な考え**が浮かんでくるようにしていく。

第5段階 [11～14回目]

身体イメージに結びつく記憶の書き換えなどを通じて、**偏ったスキーマを再構築**し、自己肯定的で健康的なスキーマを定着させる。

第6段階 [15・16回目]

再発防止を意識し、これまで学んだ認知行動療法の内容を**復習**し、同じような状況が起こったときの対処法を考える。

※患者さんの状態やセラピストの判断により、治療の内容や順序が変わることがあります。

❷ パニック症 に対する認知行動療法の標準的な流れ

🌱 第1段階
セッション1・2の概要

この2つのセッションは、セラピストが患者さんの話をよく聞き、
患者さんと信頼関係を築くことから始まります。
次に、パニック症、認知行動療法、曝露療法（ばくろりょうほう）について説明し、
治療目標（短期・中期・長期）の設定を行います。

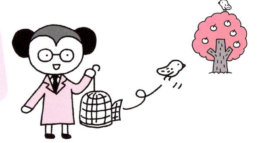

> 患者さんとセラピストの信頼関係をつくることが、治療の第一歩です！

セッション1の基本的な流れ

❶ セラピストが自己紹介をして、治療の進め方と概要を説明します。
❷ 今回のセッションの内容を話し合い、どう進めるかを決めます。
❸ 患者さんの主訴、病歴、生活歴、現在の症状などについて聞いていきます。
❹ パニック症と認知行動療法について、わかりやすく説明します。
❺ 患者さんに次回までにやってきてもらうホームワークを出します。
❻ セッションのまとめをして、患者さんから感想や質問を聞きます。

❹では、パニック症が不安の病気であることを理解してもらい、ゆっくりとした呼吸のリラクゼーション法などを学んでもらいます。❺のホームワークは、パニック症の認知行動療法の説明資料を読んでくることです。

セッション2の基本的な流れ

❶ 患者さんの状態をチェックし、前回からの変化について話し合います。
❷ 前回のホームワークについて、感想や意見を聞きながら話し合います。
❸ 今回のセッションの内容を話し合い、どう進めるかを決めます。
❹ 段階的暴露療法についてくわしく説明します。
❺ 患者さんの症状を分析し、『不安階層表』を一緒につくります。
❻ 患者さんの意向も聞き、治療目標(短期・中期・長期)を設定します。
❼ セッションのまとめをして、次回のことを話し合います。

❺では、『不安階層表』(記入用紙はp.155)で問題を整理します。

2 パニック症に対する認知行動療法の標準的な流れ

🌱 第2段階
セッション3の概要

悪循環が起きていることに気づいてもらうセッションです。
悪循環の根底にあるのは、「発作が起こったら死ぬかも？」
という破局的なイメージ（身体感覚に対する誤解）。
そこを認識することがセッションの要です。

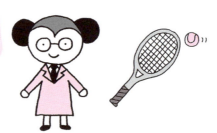

自分に起こっている悪循環が見えてくれば、治る気がしてきます！

セッション3の基本的な流れ

ここは患者さんが自分の病気を理解する重要なセッションです。

❶ ホームワークを踏まえ、前回からの変化について話し合います。
❷ 今回のセッションの内容を話し合い、どう進めるかを決めます。
❸ **患者さんから出来事、自動思考、不安症状（身体感覚）、行動などを聞きます。**
❹ **それをもとに、認知行動モデル（悪循環を含む）を一緒につくります。**
❺ **自動思考、不安症状（身体感覚）、安全行動の悪循環について一緒に検討します。**
❻ 患者さんに次回までにやってきてもらうホームワークを出します。
❼ セッションのまとめをして、患者さんから感想や質問を聞きます。

❺の身体感覚（ドキドキやハアハアなど）は、不安という感情の表れという意味で「不安症状」とみなされ、自動思考、不安症状、行動が悪循環を起こしてパニック症を悪化させていることに気づいてもらいます。

❻のホームワークでは、セッションで扱った以外のパニック場面に関する『認知行動モデル（ケースフォーミュレーション）』をつくったり、『パニック日記』（自分のノートに記録）を書いてもらったりします。

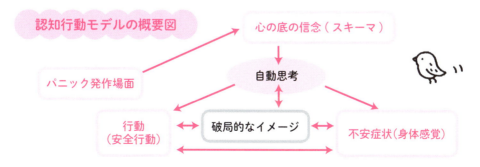

認知行動モデルの概要図

2 パニック症に対する認知行動療法の標準的な流れ

第3段階
セッション4〜6の概要

セッション4では「行動（発作に対する安全行動）」について、
5では「自動思考（発作が起きたら死んでしまう
という考え方とイメージ）」について、
6では「注意（動悸、過呼吸、めまいなどといった
身体感覚への注意）の向けすぎ」について説明し、
行動実験を行いながら患者さんに理解してもらいます。

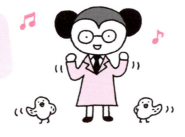

破局的な身体感覚を再構築することが、回復への第一歩です！

セッション4〜6の基本的な流れ

セッション4では❸を、5では❹を、6では❺を中心に行います。

❶ ホームワークを踏まえ、前回からの変化について話し合います。
❷ 今回のセッションの内容を話し合い、どう進めるかを決めます。
❸ パニック場面で安全行動をとっていることを自覚してもらいます。
❹ 安全行動をとらなかったときの破局的なイメージを構成し直します。
❺ 身体感覚への注意をほかにそらす練習に取り組んでもらいます。
❻ 患者さんに次回までにやってきてもらうホームワークを出します。
❼ セッションのまとめをして、次回のことを話し合います。

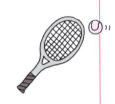

❸については、❻のホームワークで、発作時や起こると怖いと思ったときに、自分がどんな安全行動をとっているかを考えてきてもらいます。

❹では、安全行動をとらなかったらどうなるかというネガティブなイメージを想像し、それに対抗してポジティブなイメージが浮かぶようイメージトレーニングを行います。安全行動とは、本人が死なないために安全を期して行う行動のことですが、「発作が起こったら死ぬかも」という自動思考をかえって強めてしまう無意味で儀式的な行動のことです。

❺では、セラピストの指導の下で、身体感覚に向きすぎている注意を、ほかのものに向ける（注意のシフト）練習をします。注意は、目に見えるもの（視覚）だけでなく、聞こえる音（聴覚）や椅子など周囲の物の手触り（触覚）にシフトさせることも可能です。

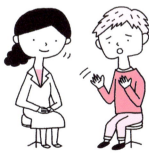

2 パニック症 に対する認知行動療法の標準的な流れ

🌸 第4段階
セッション7〜10の概要

行動実験を繰り返すことでパニックが起こる場面に慣れてもらい、
少しガマンしていれば身体感覚がおさまっていくことを
体感してもらいます。
とっさに浮かぶ自動思考が非合理的であると認識し、
合理的で適応的な考えが浮かぶようになることが大事です。

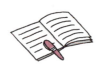

ちょっとの勇気と
ちょっとのガマンが、
いい結果をもたらします！

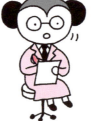

セッション7〜10の基本的な流れ

頭で理解したことを行動に移して、恐怖心を克服するための重要なセッションです。

❶ ホームワークを踏まえ、前回からの変化について話し合います。
❷ セッションの内容を話し合い、どう進めるかを決めます。
❸ 実験するパニック場面を説明し、恐怖心について話し合います。
❹ 一緒に実験を行い、予想と現実が違うことを体感してもらいます。
❺ 実験を通して学んだことを話し合い、整理・納得してもらいます。
❻ 患者さんに次回までにやってきてもらうホームワークを出します。
❼ セッションのまとめをして、次回のことを話し合います。

セッション7では、「階段昇り実験」（p.076参照）で"動悸"を体験してもらいます。

セッション8では「過呼吸実験」（p.076参照）で"窒息しそうな息苦しさ"を体験してもらいます。

セッション9・10ではエレベーターやバスなどを利用して「広場恐怖実験」（p.077参照）を体験してもらいます。

行動実験を通じて、不安に伴う自動思考には信頼性がなく、パニックを悪化させるだけだということを実感してもらいます。

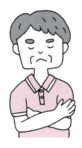

セッション7〜10で行われる
行動実験

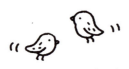

　パニック症の人はパニック発作の症状と似た身体感覚（ドキドキやハアハア）を怖がる傾向があります。このページで紹介する階段昇りと過呼吸の実験は、身体感覚に対する曝露療法（ばくろりょうほう）という側面ももっています。階段昇りと過呼吸の実験によって、パニック発作の症状の多くが経験できます。

【"動悸"に慣れる 階段昇り実験】
　これはセッション4〜6の統合実験でもあります。

1. セラピストに続いて徒歩でビルの階段（7階分程度）を昇ってもらう。昇る前に「どうなると思いますか？」と予想を聞く。
2. 途中でドキドキしても安全行動（立ち止まるなど）をしないようにしてもらう。
3. ドキドキしてきたら、セラピストの背中や上の階の壁の模様を見たりすることで、ドキドキから注意をそらす（シフトするようにしてもらう）。
4. 「7階まで行ったら景色がいい」などと考え、ネガティブなイメージをもたないようイメージトレーニングしながら昇ってもらう。

【"息苦しさ"に慣れる 過呼吸実験】

1. 過呼吸は生理的に怖いものではないので、ボーっとしたり手がしびれたりしても大丈夫なことを理解してもらう。
2. セラピストがわざと呼吸を速めて1分間ほど過呼吸をしてみせ、症状が出たら息を止める回復法も示してみせる。
3. 実際に患者さんにやってもらう。
4. セッションのホームワークで、もっと穏やかな息苦しさを感じる行動実験（鼻をつまんでストローで呼吸する）をしてきてもらう。

階段昇りや過呼吸の実験が終わったら、セラピストと一緒に怖いと思う場所に出かけて慣れてもらう広場恐怖の実験を行います。無理強いはしないので、セラピストを信頼してよく話し合い、「できるかな」と思ったら一緒に行動してみましょう。

【広場恐怖実験】

　広場恐怖の行動実験はセッション中に行ける範囲の場所で行うのが一般的です。広場恐怖については、p.123を参照してください。
- ●エレベーター
- ●バス
- ●電車　など

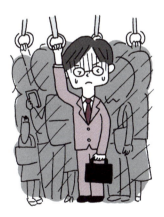
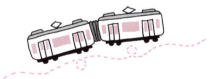

パニック症 に対する認知行動療法の標準的な流れ

第5段階
セッション11〜14の概要

ここでの主な目的は、
偏ったスキーマ（心の底にある信条や信念）を修正して
柔軟な見方・考え方ができるようにすること。
過去のパニック場面（トラウマ的な体験）の記憶を明らかにし、
合理的で適応的な内容に書き換えることが必要な場合もあります。

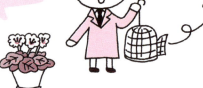

偏ったスキーマが修正できれば、治療はほぼ完了！

セッション11〜14の基本的な流れ

❶ ホームワークを踏まえ、前回からの変化について話し合います。
❷ 今回のセッションの内容を話し合い、どう進めるかを決めます。
❸ パニック場面でのトラウマ記憶を明らかにし、書き換えてもらいます。
❹ 予期不安について、くよくよ考えることのデメリットを話し合います。
❺ パニック場面を見た他人がどう思うか話し合います。
❻ 偏ったスキーマを修正し柔軟な考え方ができるようにしていきます。
❼ 患者さんに次回までにやってきてもらうホームワークを出します。
❽ セッションのまとめをして、患者さんから感想や質問を聞きます。

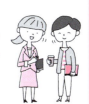

4つのセッションを使って❸〜❻を行います。

❸のトラウマ記憶の書換えについては、p.080を参照してください。

❺のホームワークでは、患者さんの身近な人たちに『質問紙』に回答を記入してもらいます。

他者の解釈を検証するための『質問紙』の記入例

	電車内で過呼吸を起こしている人がいたらどう思いますか?	その人を見たあと、どの程度の時間・強さで気になりますか?	電車内にそういう人がいることは迷惑ですか?	そういう人のことをみっともないと思いますか?
父	大丈夫かな? 手助けが必要?	じきにほかに注意が向く。	まったく迷惑だと思わない。	みっともないことではない。
友人	つらそうだな。過呼吸かな?	電車を降りると忘れてしまう。	お互い様だから迷惑ではない。	誰もそんなふうには思わない。

セッション11～14で行われる
トラウマ記憶の書換え

　パニック症の人の多くが、パニック発作のために、このまま死んでしまうのではないかと強い恐怖を感じたときの記憶に悩まされています。特に、怖い思いがトラウマになっている人は、そのときの記憶を引きずりがちです。そのため、トラウマ記憶を自分が思っていたほど最悪ではなかった、と書き換える作業がパニック症克服には必要な場合があります。

【トラウマ記憶の書換え作業　A子さんの例】

ステップ1　主観的に自分目線で思い出してみる。

「彼氏と2人でコンサートに行ったとき、楽しいデートのはずなのに、私は混雑した会場で突然、動悸と過呼吸で倒れてしまったんです。救急車が呼ばれましたが、なかなか到着せず、その間、私はずっと死んでしまうかもと思い、本当に怖かった。周囲の人は私から少し離れ、遠巻きに私のうわさをしていたようです。苦しいのに恥ずかしくもありました。彼氏は何かいっていたようですが、あまり覚えていません」

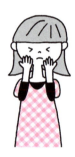

 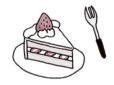

ステップ2 ドキュメンタリー番組のシナリオライターになったつもりで、第三者目線でそのときの情景を客観的に説明する。

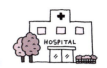

「A子さんはコンサートの会場で、突然うずくまってしまった。一緒にいた男性が救急車を呼び、10分ほどで救急車が到着した。A子さんはつらそうに目をつぶったまま救急車に乗せられ、病院に運ばれた。救急車を待つ間も救急車が行ってしまったあとも、周囲の人はしばらくA子さんを気づかう会話をしていた」

ステップ3 当時の自分の立場で思い出すとともに、認知行動療法を知った今の自分から助言をする。

「あのときは人混みでボーっとなり、心臓がドキドキしてきた」

「そういうときは、心臓に注意を向けすぎちゃダメ」、「息苦しくなって、死ぬかと思った」

「それは過呼吸で酸素を吸いすぎたから。口を手でおおって吐いた息を吸えばじきに苦しくなくなるよ」、「彼氏がまたコンサートに行こうっていうけど、怖いから嫌だ」

「あのときも彼氏はあなたの手を握って大丈夫だよって声をかけ続けていた。彼と一緒なら安心！」、「また発作が起こったら恥ずかしい」
↓
「周りの人はそんなことすぐに忘れて、コンサートの音楽に注意が向くから大丈夫」

2 パニック症に対する認知行動療法の標準的な流れ

第6段階
セッション15・16の概要

治療終結と再発予防のためのセッションです。
認知行動療法は、問題を解決する具体的な方法を
患者さんが自分で習得するため、
治療効果が持続しやすく、再発が少ないといわれています。
この特長を最大限に生かすために、
獲得した技術や気づきをていねいに振り返ります。

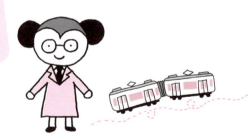

これまでに獲得したスキル・知識は、再発防止の強い武器です!

セッション15・16の基本的な流れ

治療終結への患者さんの不安を解消することにも力が注がれます。

❶ ホームワークを踏まえ、前回からの変化について話し合います。
❷ 今回のセッションの内容を話し合い、どう進めるかを決めます。
❸ 治療過程を振り返り、治療を終えても一人でできそうかを話し合います。
❹ 再発の可能性を説明し、再発のきざしに気づくことの重要性を理解してもらいます。
❺ これまでに得たスキルを整理して、再発予防に使えるようにします。
❻ 終結後、1ヵ月後、3ヵ月後、1年後の目標を話し合います。
❼ セッションのまとめをして、今後のことを話し合います。

❹では、今回の一連の治療で、パニック症が完治したのではなく寛解（ほぼ治ったと考えられる状態）したのだということを伝え、また症状が出ても、あわてずに今まで習得した認知行動療法を用いて対処すれば大丈夫だと理解してもらいます。

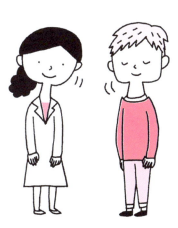

パニック発作がまた起きたとしても、身体感覚（ドキドキやハアハア）を落ちついて受け止め、死んでしまうという自動思考が浮かんでもなんとかなるというポジティブなイメージをもち、ほかに注意を向け、安全行動をしないで前に進んでいくことを復習します。

PART3　3つのココロの病に対する標準的な認知行動療法の流れを知ろう

3 強迫症 に対する認知行動療法の標準的な流れ

治療（セッション1〜16）の全体像

強迫症の認知行動療法では、
基本的に1回50分のセッション（治療のための面談）を、
患者さんの状態に応じ、3ヵ月〜1年かけて16回実施します。
強迫症の治療では、認知行動療法のなかでも
曝露反応妨害法（ばくろ はんのうぼうがいほう）が中心となります。
主体的に取り組めば高い効果が得られます。

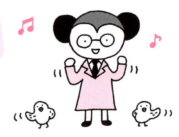

患者さんに無理強いはしないので、安心して取り組んでください！

各治療段階の目的と要点

第1段階
- 治療段階：**第1段階**
- セッション：[1回目]

症状を含め患者さんのことを把握して、患者さんとの信頼関係をつくる。患者さんに強迫症や曝露反応妨害法（ばくろはんのうぼうがいほう）について理解してもらう（心理教育）。

第2段階
[2回目]

何が怖いのか、何が不安で強迫行為をしているのかを話してもらい、強迫観念を起こす対象を明確化する。

第3段階
[3・4回目]

起こった出来事とそれによって生じる自動思考（強迫観念）、気分（不安）、行動（強迫行為）を理解し、悪循環が起きていることに気づいてもらう。

第4段階
[5回目]

曝露反応妨害法が効果的と判断されたら、療法を復習し、実施への同意をもらって最初の課題を決め、『不安階層表』をつくって治療をスタートさせる。

第5段階
[6〜14回目]

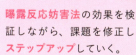

曝露反応妨害法の効果を検証しながら、課題を修正しステップアップしていく。

第6段階
[15・16回目]

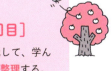

再発防止を意識して、学んだことを復習・整理する。

※患者さんの状態やセラピストの判断により、治療の内容や順序が変わることがあります。

PART3　3つのココロの病に対する標準的な認知行動療法の流れを知ろう

 強迫症 に対する認知行動療法の標準的な流れ

第1段階
セッション1の概要

このセッションは、セラピストが患者さんの現在の様子や
生活などについてよく話を聞き、
患者さんと信頼関係を築くことから始まります。
次に、強迫症や認知行動療法、
そして曝露反応妨害法についてていねいに説明します。

患者さんとセラピストの信頼関係をつくることが、治療の第一歩です！

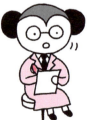

セッション1の基本的な流れ

ここでは、患者さんとセラピストが理解し合うことが大切です。

❶ セラピストが自己紹介をして、治療の進め方と概要を説明します。
❷ 主訴、生活歴、病歴、現在の症状を聞いていきます。
❸ 強迫症の資料を見せながら説明し、患者さんの理解を促します。
❹ 自記式 Y-BOCS（チェックシート）の目的と記入の仕方を説明します。
❺ ホームワークで使用する治療用ノートの使い方と重要性を説明します。
❻ セッションのまとめをして、患者さんから感想や質問を聞きます。

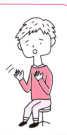

ホームワークには、強迫症の認知行動療法の説明資料を読むことも含まれます。

自記式 Y-BOCS 症状チェックシートの大項目

攻撃性に関する強迫観念	その他の強迫観念
汚染に関する強迫観念	掃除と洗浄に関する強迫行為
性的な強迫観念	確認に関する強迫行為
保存と節約に関する強迫観念	繰り返される儀式的行為
宗教的な強迫観念	物をためたり、集めたりする強迫行為
対称性や正確さを求める強迫観念	その他の強迫行為
身体に関する強迫観念	予防するための行為

※大項目の下に具体的な質問があり、自分に当てはまる質問の"現在"または"過去"の欄に〇をつけるようになっています。このチェックシートは、治療のなかで自分の状態を把握するために何度も使われます。

PART3 3つのココロの病に対する標準的な認知行動療法の流れを知ろう

3 **強迫症**に対する認知行動療法の標準的な流れ

第2段階
セッション2の概要

患者さんの生活状況と強迫症状を、
ホームワークとヒヤリングを通じてくわしく把握します。
ヒヤリングのポイントは、社会生活全体について、
問題なく機能している部分を意識しながら質問すること。
患者さんが何を恐れているのか、その対象を明確にすることが重要です。

> 怖がっているものが何か、はっきりさせることから始めましょう。

セッション2の基本的な流れ

1. ホームワークを踏まえ、前回からの変化について話し合います。
2. 今回のセッションの内容を話し合い、どう進めるかを決めます。
3. 患者さんの社会生活全般についてくわしく聞いていきます。
4. 患者さんと話し合い、怖がっている対象を明らかにします。
5. 回避行動や家族などの巻込みの問題点について話し合います。
6. 不合理感（自分の行動が不合理だと感じること）について尋ねます。
7. 患者さんに次回までにやってきてもらうホームワークを出します。
8. セッションのまとめをして、患者さんから感想や質問を聞きます。

自分が何を怖がっているのか、怖がっているために回避行動をとったり家族を巻き込んだりしていないかを考えて、図式化してもらいます。

避けること・巻き込むことの概念図

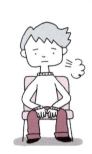

不安や気持ち悪さを感じるのは嫌だが、強迫行為もしたくない

↓　　　　　　　　　　　↓

| 外出や汚いものに触れることを避ける（回避行動） | ←→ | 避けたいことを家族などに代わりにしてもらう（巻込み） |

回避や巻込みが悪化

↕　　　　　　　　　　　↕

| とりあえず安心できるので、もっと避けるように | | とりあえず安心できるので、もっと巻き込むように |

3 強迫症に対する認知行動療法の標準的な流れ

第3段階
セッション3・4の概要

「強迫観念（認知）」「不安や気持ち悪さ（感情）」「強迫行為（行動）」が、
悪循環を起こしていることに気づいてもらう重要なセッションです。
その裏には、安全行動（手を洗うなどの強迫行為）によって
不安が一時的に下がるという事実があることも理解してもらいます。

強迫症の原理がわかってくると、治る気がしてきますよ！

セッション3の基本的な流れ

❶ ホームワークを踏まえ、前回からの変化について話し合います。
❷ 今回のセッションの内容を話し合い、どう進めるかを決めます。
❸ <u>強迫観念を起こす出来事について話し合います。</u>
❹ <u>強迫観念・気分（不安）・強迫行為の悪循環に気づいてもらいます。</u>
❺ 患者さんに次回までにやってきてもらうホームワークを出します。
❻ セッションのまとめをして、患者さんから感想や質問を聞きます。

強迫症の認知行動モデル（悪循環）の概念図

- 何らかの刺激（トリガー） → ● 強迫観念が起こる ● 破局的解釈（しないと大変なことに…）
- 強迫行為をする ● 不安になる
- 強迫行為の時間や回数が増えていく ●「やっぱりしなければ…」
- 少し不安がおさまる

セッション4の基本的な流れ

❶ ホームワークを踏まえ、前回からの変化について話し合います。
❷ 今回のセッションの内容を話し合い、どう進めるかを決めます。
❸ <u>不安の一時的低下を求めて行う強迫行為（安全行動）が悪循環を生み出すことに気づいてもらいます。</u>
❹ <u>自分の行動が安全を期しすぎて儀式化していないか、考えてもらいます。</u>
❺ 患者さんに次回までのホームワーク（儀式化の点検）を出します。
❻ セッションのまとめをして、次回のことを話し合います。

3 強迫症に対する認知行動療法の標準的な流れ

第4段階
セッション5の概要

ここでの主な目的は、患者さんにとって曝露反応妨害法が
効果的かどうかを判断すること。
強迫行為をしたあとじきにまた不安になるタイプは、
すっきりするタイプよりも効果が高いとされています。
効果的と判断された場合は、
最初の課題を決めて治療をスタートさせます。

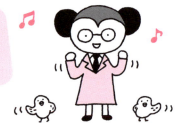

少し勇気を出して曝露反応妨害法に取り組めば、高い効果が得られます！

セッション5の基本的な流れ

患者さんの恐怖心をよく理解してから治療に入ります。

❶ ホームワークを踏まえ、前回からの変化について話し合います。
❷ 今回のセッションの内容を話し合い、どう進めるかを決めます。
❸ 患者さんにとって曝露反応妨害法が効果的かどうか判断します。
❹ 曝露反応妨害法の内容と進め方を説明して、実施の同意をもらいます。
❺ 患者さんと最初の課題を決めて、治療をスタートさせます。
❻ 患者さんに次回までにやってきてもらうホームワークを出します。
❼ セッションのまとめをして、患者さんから感想や質問を聞きます。

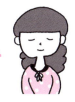

治療の前に、治療を段階的に行うための『不安階層表』(強迫観念を起こす対象に不安点数をつけて低い順に並べた表。記入用紙は p.155) をつくります。

曝露反応妨害法の例

強迫症状	方法（例）
不潔恐怖 洗浄強迫	不潔だと思うものを触っても、手を洗わないようにする。
確認強迫	鍵をかけて外出する際に、確認しに戻らないようにする。
加害恐怖	車を運転し、少し衝撃があっても、人をひいていないか確認しに戻らないようにする。
不完全恐怖 完全強迫	文章を読んでいて頭に入っていない気がしても、そのまま読み進むようにする。
縁起強迫	縁起の悪い漢字や数字を見ても置き換えないようにする。

3 強迫症に対する認知行動療法の標準的な流れ

第5段階
セッション6〜14の概要

　　曝露反応妨害法の適用が妥当と判断された患者さんに、
階段を一段一段昇るように繰り返し曝露反応妨害法を実施し、
不安や恐怖のレベルがどの程度下がっていくか判別します。
　　　効果が低い場合は、原因の特定と課題の修正を行い
　　　　　新たな課題に取り組んでもらいます。

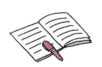

難易度の低い実験から少しずつレベルを上げていけば、大丈夫！

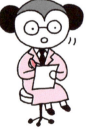

セッション6〜14の基本的な流れ

セッション内でできる実験は、セラピストと一緒に行います。各セッションで❸〜❺を何度も繰り返します。

❶ ホームワークを踏まえ、前回からの変化について話し合います。
❷ 今回のセッションの内容を話し合い、どう進めるかを決めます。
❸ 患者さんに行動実験を行なってもらい、その効果を判別します。
❹ 次に実施する行動実験について患者さんと一緒に検討し、決定します。
❺ 実験を通して学んだことを書き出して整理してもらいます。
❻ 患者さんに次回までにやってきてもらうホームワークを出します。
❼ セッションのまとめをして、患者さんから感想や質問を聞きます。

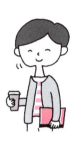

患者さんが行なった暴露反応妨害法（行動実験）の記録（不潔恐怖の例）

経過時間	不安の程度	そのときにしていたこと
開始（14：00）	90	家のトイレのドアノブを触って、手を洗わずに外出した。
10分後	80	近くの親水公園に着いた。
20分後	70	水辺をゆっくり散歩していた。
30分後	60	芝生で柔軟体操をしていた。
1時間後	80	ベンチで持参した茶菓を食べた。
1.5時間後	50	音楽を聴きながら人々の様子を眺めていた。
2時間後	30	家々の庭に咲く花を眺めながら帰宅した。
感想・反省	外出したくなかったが、歩いていくうちに少し楽になった。飲食時には不安が高まったが、次第におさまり、帰宅時にはあまり気にならなくなった。	

セッション6〜14のなかで行われる
曝露反応妨害法

　セッションのなかで行われる曝露反応妨害法（ばくろはんのうぼうがいほう）は、セラピストが最初にやってみせます。もっとも多い不潔恐怖を例にとって、実際にどのように行うのか見てみましょう。

【不潔恐怖の曝露反応妨害実験の例】

ステップ1　実験に先立って、下記のような『不安階層表』をつくる。
　　　　　　実験は、不安の点数［0〜100］が小さいものから。

※この実験は患者さんに無理強いすることはないので、安心してください。

不安階層表（例）		
No.	強迫観念を起こす対象	不安の点数
1	机の上を触る。	45
2	机の脚を触る。	55
3	ドアノブを触る。	70
4	部屋の床を触る。	80

ステップ2　セラピストが実験の方法を説明する。

　不潔恐怖の場合、対象となるものに「触る」ことが「曝露」で、そのあと「手を洗わない」が「反応妨害」になります。

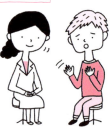

ステップ3　セラピストが実際にやってみせる。

「机の上を両手で触る」⇒「すぐにその手で頭、顔、体をなでるように触る」⇒「手をひざの上に置いて手を洗うのをガマンする」

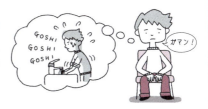

ステップ4　患者さんにも同じことをしてもらい、
　　　　　　手を洗うのを50分間ガマンしてもらう。

これにより、ハビチュエーション（馴化＝慣れること）を体感してもらいます。

ステップ5　50分の間、10分ごとに今の不安に点数［0〜100］をつける。

ハビチュエーションによって不安が下がってくるのを実感してもらいます。

※行動実験で大切なのは、うまくできたら患者さんをほめること。それが実験へのモチベーションにつながります。

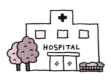
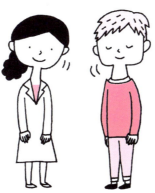

3 強迫症に対する認知行動療法の標準的な流れ

第6段階
セッション15・16の概要

これまでの治療成果を踏まえ、治療効果を検証します。
寛解(かんかい)（ほぼ治ったといえるレベル）したと判断された場合は、
患者さんの不安に配慮しなから治療終結の準備に入ります。
そして、治療で得た知識やスキルを一緒に確認し、
類似する問題が起きたときの対応を話し合います。

> これまでに獲得したスキル・知識は、再発防止の強い武器になります！

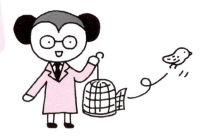

セッション15・16の基本的な流れ

❶ ホームワークを踏まえ、前回からの変化について話し合います。
❷ 今回のセッションの内容を話し合い、どう進めるかを決めます。
❸ 治療過程を振り返り、治療を終えても一人でできそうかを話し合います。
❹ 再発の可能性を説明し、再発のきざしに気づくことの重要性を理解してもらいます。
❺ これまでに得たスキルを整理して、再発予防に使えるようにします。
❻ 終結後、1ヵ月後、3ヵ月後、1年後の目標を話し合います。
❼ 最終回までにやってきてもらう仕上げのホームワークを出します。
❽ セッションのまとめをして、今後のことを話し合います。

❼のホームワークでは、曝露反応妨害法の総仕上げとして、自身で計画した課題をしてきてもらいます。また、再発防止に関する下記の3つの設問を出して、治療用ノートに答を記入してもらいます。

再発予防に向けた3つの質問と回答例

Q1．今の状態を維持していくには、どうしたらいいでしょうか？
　A1．今やっている曝露反応妨害法を続け、残っている症状も改善させていく。
Q2．もしも症状が悪化するとすれば、どんなときだと思いますか？
　A2．一人暮らしの母親が病気をして、動揺した気持ちのまま世話をしなければいけないとき。
Q3．その場合はどのように対処しますか？
　A3．実家に行って世話をするが、実家でも曝露反応妨害法を続ける。

COLUMN 3

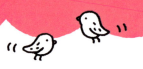

メタファーの広場
パニック症の安全行動の説明でよく使われる「自転車の補助輪のメタファー」

　パニック症の人が、パニック発作が起こらないようにとる行動を、安全行動と呼びます。たとえば、閉じ込められるような空間が怖い人が、映画館や会議室の出口（快速電車のドア付近）のすぐそばに座るといった行動がそれです。安全行動をとれば、映画を見ることも、会議に出ることも、快速電車に乗ることもできるなら、安全行動をしてでも行動範囲を広げていったほうがよいでしょう。ただ、安全行動は、しないで済むのならそのほうがいい。それを理解してもらうためによく用いられるのが「自転車の補助輪のメタファー」です。

　子どもにはじめて自転車に乗る練習をさせるときは、転んでケガをしないよう補助輪をつけるのが普通です。でも、安全のためにいつまでも補助輪をつけていると、スピードも出ず、長い距離を走るにはかえって邪魔に。経験的にそれを悟るなかで、補助輪は自然と外されることになります。過保護はかえってよくないのです。安全行動をやめるように練習していけば、出入りが不便な席しか空いていない人気映画を見ることができたり、満員電車で車両の真ん中でも長時間乗れるようになったりします。そうなれば、パニック症は治ったと自信がもてるでしょう。

PART 4
セルフカウンセリングのすすめ

まだ病院に行くほどではないと思っている人、
自分でできることがあればやってみたいと思っている人…。
そんな人は、ぜひセルフカウンセリングを試してください。
今のつらさから抜け出すきっかけが見つかるでしょう。

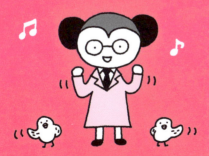

- うつ病のセルフカウンセリング…p.104
- パニック症のセルフカウンセリング…p.120
- 強迫症のセルフカウンセリング…p.136

PART4 セルフカウンセリングのすすめ

セルフカウンセリングを始める前に、ココロを落ちつかせましょう

このセルフカウンセリングは、
認知行動療法の理論に基づいて組み立てられているので、
順を追って読み進んでいくうちに
自然に問題が解決していくようにできています。
終わったときには、心がだいぶ軽くなっているはずです。

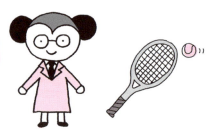

まずは、少し体を動かして、心身をリラックスさせましょう！

今ここにいるあなたは、何も怖がらなくていいのです

　あなたは今、暗い気持ちでこれからのことに不安を感じているでしょう。でも、自分の周りをゆっくり見回してみてください。あなたは今、この本を一人で読んでいると思いますが、そのことを非難したり否定したりする人はいないでしょう？　今のあなたは、苦しい思いをするかもしれない未来のあなたでも、上司に責められたり、電車のなかで具合が悪くなったり、焦燥感に駆られて手を洗ったりしている過去のあなたでもなく、今この場でただ静かに本を読んでいるだけです。

　あなたは、**今この瞬間、何かを怖がる必要のない安心で安全な場所にいる**のです。そのことをまず心に留め、味わってみてください。

今の時間とあなた自身を大切にしましょう

　今ここにいる時間を大切にすることは、自分自身を大切にすることにつながります。日常と切り離されたこの瞬間、自分の存在だけに気持ちを集中し、ひとまず心配事を考えるのをやめてみましょう。しばらくガマンしているうちに、心を占領していた不安や恐れは頭のなかで自分自身がつくり出していたものだ、ということに気づくのではないでしょうか？

　このセルフカウンセリングは、前知識がなくてもできます。安心して、今はただ、ここにいる自分の存在を感じて慈しみましょう。

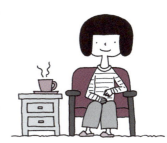

PART4 セルフカウンセリングのすすめ

  ① うつ病のセルフカウンセリング

Step1 何がつらいのかを落ちついて考えてみましょう

あなたは今、どんなことに苦しみ、何を悩んでいるのでしょうか?
悩みを言葉にするのはつらいことです。
でも、悩みを言葉でいい表すことで、
うつの正体が少しずつ見えてくる。
それが、うつから抜け出す第一歩になるのです。

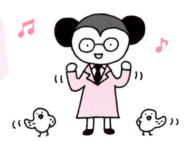

安全・安心でいられる今こそ、言葉にしてみるチャンスです!

つらいことは何ですか？

　PART 1 にも登場したうつ病の P さんは、大学を卒業するまでは大きな挫折を経験したことがなく、自他ともに認める優秀な女性。それまでも、小さな失敗をすることはあったでしょう。でも、それをほかの人から非難されることはほとんどありませんでした。ところが、社会に出て価値観の違う上司にたびたび叱責されるようになってから、「自分はダメな人間だ」という思いが生まれ、それがだんだん大きくなって日々自分を苦しめるように…。休みがあまりとれない仕事の忙しさも、彼女を追い詰めたのでしょう。ときには死にたいと思うこともあるといいます。

　この本を読んでいるあなたは、今、どんなつらさを抱えていますか？ そのつらさはどこから来ていますか？ そこから抜け出せたら、どんなことがしたいですか？ その**答を声に出して、あなた自身の心に届けることが大切**なのです。

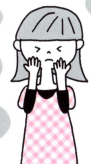
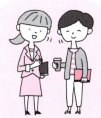

朝起きられない　会社に行きたくない　眠れない　同僚からバカにされた　食欲がない　上司にしかられた　電話に出るのが怖い　職場で孤立している　仕事で成果が出ない

PART4 セルフカウンセリングのすすめ

1 うつ病 のセルフカウンセリング

Step2 どうして「ダメな自分」が頭から離れないのか考えてみましょう

「自分はダメな人間だ」との思いが頭から離れず、つい涙が出る。
そして、自己否定の気持ちがさらに強まっていくPさん。
あなたもそんな悪循環に陥っていませんか？
それは、どうしてなのでしょう？

あなたに起こっている悪循環を一緒に解き明かしていきましょう。

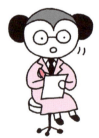

悪循環を形づくる要素が何なのか考えてみましょう

認知行動療法では、何かが起こったときにその人がする一連の反応を、「出来事をどう考えたか（認知）」、それによって「どんな気分になったか（感情）」、その結果「何をしたか（行動）」に分けて考えます。

認知とはそもそも出来事を目や耳を通して知覚し認識するところから始まりますが、認知行動療法では、出来事に関する知覚情報が言語やイメージとして解釈されて"考え（思考）"になったものを重視し、それを認知と呼んでいます。この認知（思考）のなかで特に重要なのが、理性が働き出す前に「とっさに浮かぶ考え（自動思考）」。なぜなら、「私はダメな人間だ」と落ち込んでいる人にとって、**「とっさに浮かぶ考え」はうつ病の悪循環を引き起こすスイッチ**のようなものだからです。

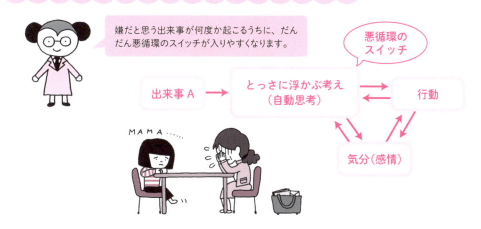

悪循環を引き起こす「とっさに浮かぶ考え（自動思考）」！

嫌だと思う出来事が何度か起こるうちに、だんだん悪循環のスイッチが入りやすくなります。

PART4 セルフカウンセリングのすすめ

① うつ病 のセルフカウンセリング

Step3

悪循環を起こしている根本原因を探っていきましょう

「自分はダメな人間だ」「何をやってもうまくいかない」
という考えの堂々巡りは
ますますあなたをうつにさせていることでしょう。
性格のせいだから、とあきらめるしかないのでしょうか？
悪循環が起こる原因が何なのか、一緒に考えていきましょう。

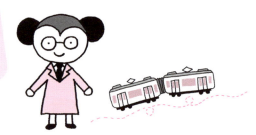

悪循環の根本原因が見えてくると、気持ちがグッと楽になりますよ！

心の底にある「偏った考え方のクセ」について考えましょう

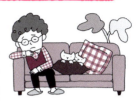

　認知行動療法では、「とっさに浮かぶ考え（自動思考）」のほかに、「偏った考え方のクセ」に注目します。それは「とっさに浮かぶ考え」は、あなたの心の底にある「偏った考え方のクセ」が見える形で姿を現したものだからです。つまり、**悪循環の根本原因は「偏った考え方のクセ」**なのです。

　もちろん「考え方のクセ」自体は誰にでもあり、その人の信条（信念）ともいえます。認知行動療法ではそのまとまり（構造）を「スキーマ」と呼んでいます。スキーマ自体が問題なのではなく、それの偏りが問題なのです。

偏った考え方のクセ（スキーマ）を見直しましょう

　「とっさに浮かぶ考え」を無理やり否定しても、また同じような悩みが湧き起こってくるのは、スキーマが偏ったままだからです。そこを変えないと、悪循環はなくなりません。だからといって、「あなたの考え方のクセを全否定して、新しくつくり直しましょう」といっているわけではありません。大切なのは、本来のあなたを生かす形でスキーマの偏りの不健康な部分のみを修正することです。世の中には少しネガティブくらいのほうが穏やかで楽に生きていけるという人もいます。でも、今のあなたは、自己否定的なマイナス思考のせいで心が悲鳴を上げている…。そこで、「苦しい状況へあなたを誘導している**『偏った考え方のクセ』を見直して修正し、バランスのよい考え方をしましょう**」というのが認知行動療法のアプローチなのです。

PART4 セルフカウンセリングのすすめ

① うつ病のセルフカウンセリング

Step4 **あなたの悪循環を図にしてみましょう**

考え方の偏りは、親から受け継いだ気質も一部あるかもしれませんが、
大部分は家族・知人との関係も含めた
生活環境と習慣のなかで出来上がってきたもの。
悩みが大きくなって考え方のクセが際立つ今が、
修正する絶好の機会です。

悪循環を明らかにすることで、少し楽になりますよ！

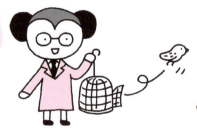

あなたの悪循環の要素を図にしてみましょう

Pさんの悪循環の図を参考に、あなたが悩むキッカケとなった出来事から生じている悪循環の図をつくってみましょう。こうした流れが起きていることに、あなたは何となく気づいていたはずです。でも、それを改めて図にしたときに、あなたは自分のことをどう感じるでしょうか？

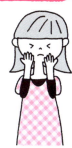

悪循環の図（Pさんの例）

※記入用紙は p.156

偏った考え方のクセ（スキーマ）
価値があるのは有能で周りから称賛される人間だ。

出来事
「企画書の出来が悪い」と上司から怒られた。そのすぐあとに、上司が私の同期のAと談笑していた。

気分（感情）
落ち込みと悔しさが同時に込み上げてきた。

とっさに浮かぶ考え（自動思考）
上司は私のことを無能だと思い、優秀なAと一緒に自分を笑い者にしているのだろう。

行動
上司とも同僚とも目を合わせないようにし、上司から話しかけられないよう仕事に没頭するふりをした。

PART4 セルフカウンセリングのすすめ

1 うつ病 のセルフカウンセリング

Step5

とっさに浮かぶ考えや行動を少しずつ変えていきましょう

あなたを落ち込ませている
「偏った考え方のクセ」を修正するには、
とっさに浮かぶ考えや行動を少しずつ変えていく必要があります。
「あの人だったらどう考えてどう行動するだろう？」と
想像してみるのも、1つの方法です。

「とっさに浮かぶ考え」に疑問を投げかける習慣をつけましょう！

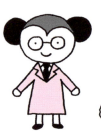

「とっさに浮かぶ考え」が確かか見直してみましょう

あなたの「とっさに浮かぶ考え（自動思考）」は、100％確信がもてる考えでしょうか？ 案外そうではないかもしれません。

Ｐさんも、「上司は企画書の不備な点を指摘しただけだったかもしれない」といい、「上司はそのことで自分を無能だと切り捨てるか？」と自問したときも「100％そうだとはいい切れない」と思い直しました。

悪循環を図にして眺めるのは、「絶対！」と思ったことを冷静に見つめ直すためです。あなたも、悪循環の図を描いているうちに、「絶対ではないかも？」と思うかもしれません。**確信が100％でないのは、そこに別の考え方を入れる余地がある**ということ。その余地のなかにこそ、あなたの考え方のバランスを修正する鍵が隠されているのです。

「あの人だったら…」を活用しましょう

ここでいう**隠された鍵とは、別の見方や合理的な考え方**のことです。あなたが「あんなふうに心にゆとりをもって生きられたら楽だろうな」と思っている人やテレビに出ていつも納得できる見方を示してくれるあの人だったらどう考えるだろう、と想像してみるのも１つの方法です。そういう人たちなら、あなたをもっと公平にもっと肯定的に見てくれるはずです。Ｐさんのケースでいえば、「そのくらいのことで部下を切り捨てていたら、自分の企画した仕事が進まないだけだから、そうはしないだろう」というのでは？ そして、考え方を修正する習慣がついてきたら、次は行動を慎重に少しずつ変えていきましょう。

PART4 セルフカウンセリングのすすめ

うつ病のセルフカウンセリング

ココロのエクササイズ 『ココ練』
Step6

偏った考え方のクセを修正し、考え方や行動のバランスをよくするには、
少しエクササイズ（練習）が必要です。
それに役立つのが、『ココロの練習5分間』
（略して『ココ練』／清水栄司先生監修）。
『ココ練』は、明るく生きるためのイメージトレーニングです。

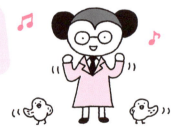

1日5分、7つの答を
声に出していってみま
しょう！

『ココ練(ココロの練習5分間)』

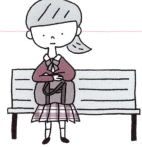

問いかけの答を声に出して(心のなかで唱えてもOK)いってみましょう。慣れれば5分でできるようになります。

順番	自分への問いかけの内容	回答例
1	今のあなたの悩みやストレスは何ですか?(できるだけ短い文章で)	上司は私をダメな人間だと思っている。
2	それはどのくらい確かだと感じていますか?[0〜100%]	90%
3	そのことを考えるとどのくらいつらいですか?[0〜100点]	100点
4	1の文章を逆にしてみましょう(肯定文は否定文に、否定文は肯定文に)。	上司は私をダメな人間だと思っていない。
5	4の根拠を考えてください(なさそうに感じても、なんとか考え出しましょう)。	いつもダメだというわけではない。ダメだというときは何か理由がある。
6	1の悩みやストレスは、どのくらい確かだと感じていますか?(2の再チャレンジ)	50%
7	1の悩みやストレスを考えるとどのくらいつらいですか?(3の再チャレンジ)	70点

PART4 セルフカウンセリングのすすめ

1 うつ病のセルフカウンセリング

Step7 ココロのポジティブエクササイズ『ポジ練』

落ち込みやすい人は、
小さな達成感やよろこびに気づきにくい傾向があります。
でも、明るい気分は、見落としがちな
そんな小さな感動から芽を出して育っていくのです。
その練習になるのが、『ポジティブ練習』
（略して、『ポジ練』／清水栄司先生監修）です。

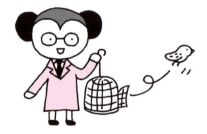

心の土に種をまいて水をやれば、明るい感情の芽が出てきますよ。

『ポジ練』で今日一日を気分よく終わらせましょう！

　人の記憶というのは不思議なもので、ネガティブな出来事ほど強く残る傾向があります。落ち込みやすい人には偏った考え方のクセがあるため、なおさらネガティブな記憶が幅を利かせることに。

　『ポジ練』は、「少しでもポジティブな記憶を残そう」、「少しでもポジティブな時間があったことに気づこう」というエクササイズです。一日を「今日もいいことがなかった」と暗い気持ちで締めくくらず、『ポジ練』で心を少し軽くしてから眠る習慣をつけましょう。

『ポジ練（ポジティブ練習）』

　寝る前に３つのテーマに対する答を声に出し、今日あったほんのちょっとした小さな「いいこと」を思い出しましょう。

テーマ	例
できたこと	昨日は行けなかった散歩に行けたこと。
楽しかったこと	近所の公園に桜の花が咲き始めたことに気づいたこと。
感謝したいこと	散歩から帰ったら、朝食が用意されていたこと。

まとめ うつ病のセルフカウンセリングの取組み方

Step1 何がつらいのかを落ちついて考えてみる

自分の悩みをいい表すことで、うつの正体を明らかにしましょう。それがうつから抜け出す第一歩です。

Step2 どうして「ダメな自分」が頭から離れないのか考えてみる

「ダメな自分」にいつも行きついてしまうプロセス（悪循環）では、「とっさに浮かぶ考え（自動思考）」が重要な役割を果たしていることを理解しましょう。

Step3 悪循環を起こしている根本原因を探っていく

「とっさに浮かぶ考え（自動思考）」が悪循環を引き起こすのは、心の底にある「偏った考え方のクセ（スキーマ）」が原因だということに気づきましょう。

Step 4 自分の悪循環を図にしてみる

自分の具体的な体験を図にして、「出来事」「自動思考」「感情」「行動」、そして「偏った考え方のクセ」がどのように悪循環を起こしているのかを実感しましょう。

Step 5 とっさに浮かぶ考えや行動を少しずつ変えていく

バランスのよい考えや行動を身につけるために、「とっさに浮かぶ考え」や「行動」をどう変えていったらいいのか考えましょう。

Step 6 ココロのエクササイズ『ココ練』を行う

人生を明るく生きるための、認知行動療法的な5分間イメージトレーニングを学びましょう。

Step 7 ココロのポジティブエクササイズ『ポジ練』を行う

ポジティブな記憶を毎日少しでも残すために、「いいこと」を見つけ出す力をつける練習法を学びましょう。

2 パニック症のセルフカウンセリング

Step1 最初の発作のことを思い出してみましょう

PART1にも登場したTさんは、
就職活動で忙しい日が続いたある夏の夜、
帰宅途中の電車のなかで最初のパニック発作に見舞われました。
激しい動悸と息苦しさに加え、
締めつけられるような胸の痛みまで始まったときは
「このまま死ぬのかも…」と思ったそうです。

 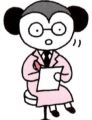

パニック発作が起きてから、どのくらいで症状がなくなりましたか?

あなたは少しデリケートすぎるのかもしれません

　パニック症の症状であるパニック発作は、100人いれば10人くらいが大なり小なり経験するといわれています。ただ、多くの人はそのときの具合の悪さを一過性のものとして忘れていきます。でも、発作を経験した人の2〜3割は、発作が強すぎるからか、過敏すぎるからなのか、そのときの**身体感覚に注意を向けすぎ、その症状を過大に感じて、"パニック状態"に**陥ります。そして、「また起こるのではという心配（予期不安）」が強くなって発作を繰り返すうちに、パニック症になるのです。

初回発作がどのくらいでおさまったかを考えてみましょう

　パニック発作は、何の原因もなく、ある日突然起こるわけではありません。初回の発作を振り返ると、蒸し暑い花火大会の会場だったり、混み合った地下鉄のなかだったり、友人の結婚披露宴会場だったりと、自分にとって**不安感や緊張感が強い環境のなかで起きていた**のではないでしょうか？

　また、どのくらいの時間でパニック発作がおさまったかも思い出しましょう。そのときは永遠に続くのではないかと思われたパニック発作も、実際には短時間でおさまっていたはずです。

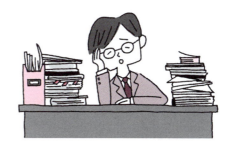

2 パニック症のセルフカウンセリング

Step2 何が怖いのかを考えてみましょう

Tさんは、電車に乗ることが怖くてできなくなり、
最近は家にいることが多く気分もふさぎがちです。
あなたはどんなことが怖いですか？
自分の気持ちを客観的に眺めてみましょう。

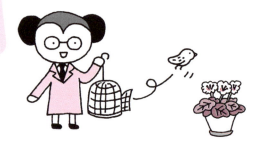

パニック症がよくなったら、どこへ行って何をしてみたいですか？

怖いものを見つめ直すことから始めましょう

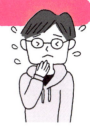

　Tさんは電車でパニック発作を起こしたことで電車に乗ることが怖くなりましたが、そのうち車の渋滞も苦手に。最近は乗り物に乗ることを考えただけで怖くなり、外出も控えています。

　パニック症の人の多くが「飛行機に乗る」「美容院でパーマをかける」「エレベーターに乗る」「コンサート会場や映画館のような混雑する場所に行く」などを怖いと感じています。あなたは、どんなことが怖いのでしょうか？

「広場恐怖症」の意味を考えてみましょう

　助けを得られないような状況に怖さを感じることを**広場恐怖症**と呼びます。「広場」は、もともとは古代ギリシャの「広場」で一人きりで助けを得られない状況を意味していましたが、現在は公共交通機関やショッピングモールなどで他人から助けを得られそうもない状況を意味しています。

　怖さを感じる場面（場所）で特に多いのは、「自分に何かあっても助けてくれる知り合いがいない場所（人混みなど）」「危険が生じても逃げ出せないと感じる場所（地下鉄の車内など）」「他人に迷惑をかけられないと緊張する場所（披露宴会場など）」です。

　これらに共通するのは、"倒れたらどうしよう"とか"死ぬかもしれない"という恐怖のイメージ。体調不良で倒れて周囲に迷惑をかけてしまうことも不安の対象になる場合があります。

PART4　セルフカウンセリングのすすめ

❷ パニック症のセルフカウンセリング

Step3 パニック発作を繰り返す理由を考えてみましょう

　Tさんは、これまでに何度もパニック発作を起こしています。
そうしているうちに、最近では、電車に乗ったら必ず発作が起こる
という確信をもつようになってしまいました。
発作を繰り返すのはどうしてなのでしょう？
それは偶然でしょうか？

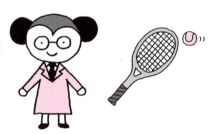

まず、あなたのパニック発作を起こす悪循環に気づきましょう！

あなたに起こっている悪循環の正体を明らかにしましょう

　パニック症は、あなたが強いストレスを感じる場面で生じた動悸や息切れやめまいなどに敏感に反応し、そこに注意を向けすぎるところから始まります。そして、不安は一人歩きして、どんどん雪だるま式に大きくなり、身体反応がますます強くなっていきます。

　ここで**悪循環の鍵を握っているのは、「死んでしまうかも？」という身体感覚への誤解（偏った考え方）**です。

パニック発作の悪循環（Tさんの例）

※記入用紙はp.157

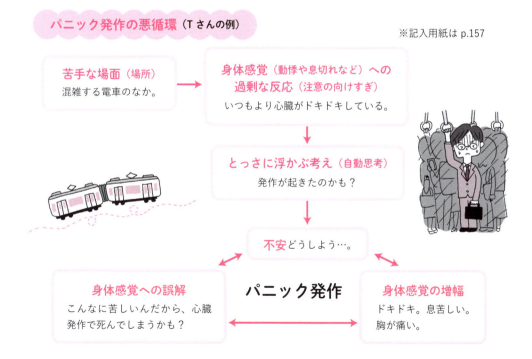

苦手な場面（場所）
混雑する電車のなか。

身体感覚（動悸や息切れなど）への過剰な反応（注意の向けすぎ）
いつもより心臓がドキドキしている。

とっさに浮かぶ考え（自動思考）
発作が起きたのかも？

不安どうしよう…。

パニック発作

身体感覚への誤解
こんなに苦しいんだから、心臓発作で死んでしまうかも？

身体感覚の増幅
ドキドキ。息苦しい。胸が痛い。

2 パニック症のセルフカウンセリング

Step4 症状が改善しない理由を考えてみましょう

Tさんが電車やバスに乗るのを避けるように、
あなたも怖い場面を避けているのではないでしょうか？
怖いからと避け続けていたら、ずっと怖いまま。
悪循環が続く原因の1つが「安全行動」です。

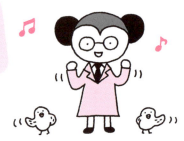

パニック症が続いていく悪循環に気づいて、一歩踏み出しましょう！

パニック発作を回避しようとする「安全行動」

　Step 3では、パニック発作を繰り返す悪循環には「死んでしまうかも？」という身体感覚への誤解（偏った考え）が大きな役割を果たしていると述べました。ここでは、パニック症がなかなかよくならないもう１つの原因について考えてみましょう。それは「**安全行動**」と呼ばれるもので、ドキドキしたらすぐに座る、じっと横になって安静にする、逃げ道を探す、自分の体に注意を向ける、薬を持ち歩くなど、いろいろあります。パニック発作が何回か起こって、心のなかで発作への不安が膨らんでくると、多くの人がパニックの発作が起こらないよう、また、起こっても悪化しないよう、安全行動をとるようになるのです。

安全行動はゆっくり時間をかけてやめていきましょう

　もちろん、安全のために行動すること自体が悪いわけではありません。ただ、パニック症の安全行動は身体症状への誤解（死んでしまうかも、など）に基づくものなので、儀式的な意味はあっても、実際に安全を高める役割を果たしてはいません。逆に、**安全行動ばかりしていると、身体症状への感覚がさらに過敏になり、発作を起こしそうな場所への恐怖もより大きくなって**しまいます。怖いものを見ないようにすればするほど、怖くなるものなのです。安全行動は基本的にしないほうがよい結果を生むことがわかっています。でも、安全行動は自転車の補助輪のようなもの（p.100のコラム参照）なので、ゆっくり時間をかけてやめていくのがいいでしょう。

PART4 セルフカウンセリングのすすめ

❷ パニック症のセルフカウンセリング

Step5 身体症状への過剰反応を減らしていきましょう

パニック症の人は、突然やってくる身体症状を
「破局」や「死」に結びつけて底知れぬ恐怖を感じてしまいます。
「放っておけば必ず元に戻る」ことをイメージできるようにして、
安全行動をやめることができれば、
パニック症は徐々に改善していきます。

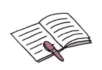

あわてて「安全行動」をとらずに、「あるがまま」にしてみましょう！

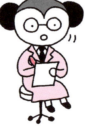

「ドキドキやハアハア」と「不安」のセットはあって当然

　パニック症の人の多くは、すでに脳、心臓、肺などを検査したことがあるでしょう。頭では理解しているのです。でも、不安になってしまう…。そもそも、人を含む動物は不安や恐怖のような感情を脳の扁桃体という場所で感じると、ドキドキやハアハアのような身体感覚（反応）を引き起こす交感神経系を活動させ、恐怖の対象である敵と「闘うか逃げるか」するための準備をするわけです。ドキドキやハアハアと不安は生存競争に必要なものなのです。だから、**ドキドキがあれば不安になり、その逆も起こるという心身相関を起こす**のです。

発作は必ずおさまるというポジティブイメージをもちましょう

　発作を放っておくとどうなるでしょう？　誰もいない山中で発作が起きて万一倒れたとしても、しばらくすると交感神経系が静まって身体症状がおさまり、気がついたときには、洋服についた草を払って歩き出しているのでは？
　パニック発作の身体症状を引き起こす交感神経系は、動脈を収縮させ血圧を上げて興奮させる働きをします。一方、失神したり立ちくらみで倒れたりするのは血圧が急に下がるからなので、実際には、パニック発作で興奮している体は倒れづらいはずです。発作が起きたときのコツは、**ドキドキやハアハアをあるがままの気持ちでながめる**こと！　また**時間が経てば必ずおさまるというポジティブなイメージを浮かべる**トレーニングをしましょう。

2 パニック症のセルフカウンセリング

Step6 怖いと思うところに行ってみましょう

ここでは、パニック症の認知行動療法で用いられる段階的曝露療法(ばくろりょうほう)
（不安を起こす場面に身をさらす方法）を活用します。
かんたんにいうと、不安に感じていることを
できそうなところから少しずつ実際にやってみることで
最終的に慣れてしまおう、ということです。

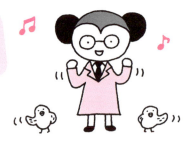

少しでもできたら、しっかり自分をほめましょう。

何回も経験することで、起こる不安を小さくしていきましょう

パニック症の人の多くは、苦手とする場面（場所）に悩まされています。この広場恐怖症には**曝露療法**が効果的です。基本原理は、「**不安は時間とともに小さくなる**」と「**不安は練習を重ねるうちに小さくなる**」の2つ（不安を100点満点で点数化します）。だから、「根くらべをすれば、必ず勝てる」のです。コツは、小さな刺激から徐々に慣らしていくこと！

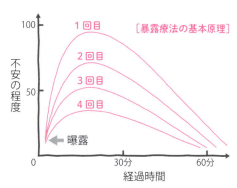

少しずつハードルを上げていきましょう

1ヵ月後のTさんの目標は40分間電車に乗って、大好きな美術館に行くこと。Tさんは、気負わずに1週目は駅に行ってみました。あなたも電車に乗るのが怖いなら、駅舎を見ることから始めてみましょう。1週間毎日大丈夫だったら、2週目は切符を買って駅構内に入り、電車を毎日見てみる。3週目には、乗れそうだったら乗ってみる。毎日20分乗れたら、4週目には40分乗るチャレンジができるでしょう。**大切なのは、実行する前に心の準備をしすぎないこと**。くよくよ考えても不安が大きくなるばかり。成功するイメージを浮かべてさっと行動しましょう。段階的に練習すれば、起こる不安が小さくなっていきます。慣れることをイメージしてください。

❷ パニック症のセルフカウンセリング

Step7 ココロのエクササイズ『ゆっくり呼吸法』

パニック症の人は交感神経系が過敏に働く傾向があるので、
ココロのエクササイズ（練習）には
『ゆっくり呼吸法』（清水栄司先生監修）がお勧めです。
副交感神経系を優位にすることで、
自律神経のリズムを整えて心身をリラックスさせる方法です。

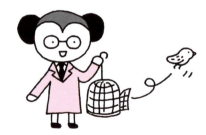

1日数回行えば、少しずつストレスに強くなっていきますよ！

特に、吐くときの息の流れに集中しましょう

　これは、ゆっくり呼吸するだけのシンプルなエクササイズです。1から順にやってみましょう。

1　楽な姿勢で椅子に座るか、ゆったり横になる（眼の前に秒針のついた時計を置いて、3秒の目安にしましょう）。

2　呼吸を3秒止める。

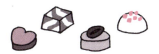

3　息を3秒かけて吐きながら、頭のなかで「リラーックス」と唱える。

4　息を3秒かけて自然に吸う。

5　1呼吸6秒（吐いて3秒、吸って3秒）を10回行うと1分間で10回のゆっくりした呼吸になるので、これを5分ほど続ける。

※3秒きっちりでなくてもOKです。1日3回朝昼晩に繰り返し練習し、いつでもゆっくり呼吸できるようになりましょう。特に、過呼吸になりそうだと不安を感じる人にお勧めです。

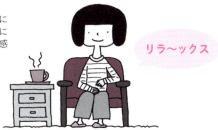

リラ〜ックス

パニック症のセルフカウンセリングの取組み方

 Step1 最初の発作のことを思い出してみる

１回目のパニック発作の状況を思い返し、当時の生活状況や発作が起きてからどのくらいで元に戻ったかなどを考えてみましょう。

 Step2 何が怖いのかを考えてみる

自分が恐れている「場面」がどういうものかを言葉にし、「広場恐怖症」について考えてみましょう。

 Step3 パニック発作を繰り返す理由を考えてみる

発作を繰り返す鍵を握っているのが、不安によって膨らんだ「身体感覚への誤解」であることに気づきましょう。

 Step4 症状が改善しない理由を考えてみる

パニック症が改善されずに続いていくのは「安全行動」が関係していることを理解しましょう。

Step5 身体症状への過剰反応を減らしていく

発作のときに「死ぬかも？」と感じるのは身体感覚への誤解が原因であることを理解したうえで、発作に直面しても、自然におさまっていくというイメージをもつようにしましょう

Step6 怖いと思っているところに行ってみる

認知行動療法の手法の1つである「曝露療法(ばくろりょうほう)」の原理を理解し、パニック症を治すための行動法を考えましょう。

Step7 ココロのエクササイズ『ゆっくり呼吸法』を行う

パニック症の人は交感神経系が過敏に働く傾向があるので、副交感神経系を優位にして体をリラックスさせる訓練をしましょう。

PART4 セルフカウンセリングのすすめ

3 強迫症のセルフカウンセリング

🌱 Step1 何が怖いのかを立ち止まって考えてみましょう

PART1にも登場したFさんは、
汚いものに触ったら気が済むまで何回も手を洗うことから
症状が始まりました。
でも、「そうせずにはいられない行為」を繰り返すうちに、
手を洗うこと自体が目的になっていきました。

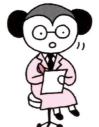

嵐のなかにいるような今の状況を、少し離れたところから見てみましょう！

そもそも、なぜ手を洗うのか？

　Ｆさんは、手を洗う行為を繰り返すうちに、それにかける時間が増え、最近はそれが**長い時間かけて行う儀式のようになって**しまっています。

　多くの強迫症は、"清潔な生活は快適"や"安全確認は大切"などといったごく普通の動機から発しています。あなたもきっと几帳面で真面目な人なのでしょう。でも、それにかける時間や労力が膨らんでしまった今、その動機はあってないような状況ではないでしょうか？

　あなたは自分の「こだわり」や「決め事」に振り回されて、そもそも何のためにそれをしているのかを見失っていませんか？

何が怖いのかを明らかにしましょう

　強迫症を治すには、まず、**何が怖いのかを明らかにすることが必要**です。まず、汚いと思うものは何か、どのくらい汚いと思うのか、少し離れたところから眺めてはっきりさせましょう。

　たとえば、ドアノブに少し触っただけで自分の手を１時間も２時間も洗っているとしたら、いくら細菌やウイルスに感染するのが怖いとしても、行きすぎだと思いませんか？　外科手術前の執刀医の手洗いでさえ、１０分以内（５〜６分）なのですから。

　次に、そうした症状がなかったときの自分を思い返してください。そのころは、どんなふうに生活していたのでしょうか？　あなたは今、自分が思っているより、ずっとつらい状況のなかにいるのだと思います。

3 強迫症のセルフカウンセリング

Step2 どうしてこうなったのかを考えてみましょう

強迫行為がやめられないのは、
単に「その行為は必要だ」と信じているからでしょうか?
どうして同じ行為を繰り返すようになったのでしょう?
始まったころのことを思い出してみましょう。

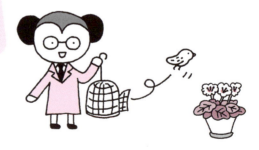

最初のころのことを、少しずつ振り返ってみましょう。

強迫観念は誰にでもあるものです

「家のドアの鍵を閉めただろうか？」と何回もドアを確認したり、「いろいろな人が触るお金は汚い」からと、触ったら必ず手を洗ったり…。そうした行動は誰にでも見られます。子どものころ、霊柩車を見たら縁起をかついで必ず親指を隠した経験がある人もいるのでは？ そうした「しなくてはいられない行為」の発端の考え（「〜しなくては」という強迫観念）は、強迫症の人もそうでない人も大差ないのです（健康な人の強迫観念は侵入思考と呼ばれます）。では、なぜ強迫症になっていく人がいるのでしょうか？

どんな強迫観念をもっているのか考えてみましょう

たとえば、強迫症でない人は、「ゴミ捨て場にゴミを捨てに行ったから、手を洗わなくちゃ」という考えが浮かんでも、時間がないときや面倒だと思ったときは、そのままにしています。でも、**強迫症の人は、「どうしてもそのままにできない」と考えてしまう**のです。

あなたに強迫症の症状が出始めたころ、汚いもの、嫌なものと感じる「不安や気持ち悪さを刺激する物や事」に過敏に反応するきっかけとなる出来事はありませんでしたか？ たとえば、「ハトのふんがベランダに干した布団に落ちていた」とか「実家に空き巣が入った」などの、ショックを受けるような出来事です。きっかけがはっきりしない場合も、「汚れが広がらないようにしなくては」とか「被害を受けないようにしなくては」といった強迫観念の中身をきちんとつかまえるようにしましょう。

PART4 セルフカウンセリングのすすめ

3 強迫症のセルフカウンセリング

Step3 やめられない原因を考えてみましょう

何時間も手を洗い続けたり、
玄関の鍵を閉めたか確認し続けたりするのは、
その人が少し神経質で真面目なだけだからでしょうか？
そのような行為の回数や時間が
どんどん増えていくのはなぜなのでしょう？

原因がわかれば、セルフカウンセリングに効果が出ますよ！

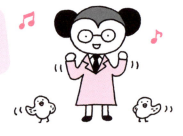

行動のあと"少し不安が下がる"に着目しましょう

Fさんは、自分の強迫行為がなぜやめられないのかを本気で知りたいと思いました。わかっていてもやめられないのはなぜ？ Fさんは、そこがわかれば少しは前に進めそうな気がしたのです。

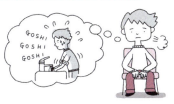

実は、堂々巡りの裏には、「**強迫行為をしたあとに少し不安が下がる**」という事実があります。そこに着目しましょう。行動するとちょっと気がおさまる。すっかり不安が解消してしまえば問題はないのですが…。いい方を変えれば、少ししか不安が解消されないから、すぐにまた次の強迫行為をしたくなるのです。強迫行為がやめられない原因は、ここにあります。

"はかない安心"の代償が大きすぎることに気づきましょう

不安な気持ちがちょっとおさまるというのは、手洗いだったらちょっときれいになったような気がするといったことです。手を洗ったことで少し安心をもらったようなもの、といい換えてもいいでしょう。でも、その安心は"短時間しかもたない"はかないもの。だから**すぐにまた不安になり、強迫行為をする**のです。そして、強迫行為を繰り返すうちに、1回で得られる安心がだんだん小さく（短く）なり、それとは逆に代償（強迫行為にかかる労力）はどんどん大きくなっていきます。

あなたが"はかない安心"を得るために払っている代償が大きすぎることに気づけば、セルフカウンセリングの効果が現れ始めます。

PART4 セルフカウンセリングのすすめ

③ **強迫症**のセルフカウンセリング

Step4

あなたの悪循環を図にしてみましょう

悪循環を理解するために、
Fさんの例を参考に自分の体験を図にして
症状を冷静に眺めてみましょう。
自分が何に反応し、とっさに何を考え、
どう行動して悪循環が起こっているのかが見えてくるはずです。

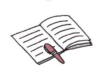

自分の悪循環を図にして眺めると、少しホッとしますよ！

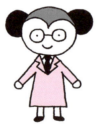

あなたの悪循環を図にして眺めてみましょう

強迫症は、不潔恐怖を例にとると、汚いものに触った（出来事）とき、とっさに「細菌に感染して病気になる」という考え（強迫観念）が浮かび、それによって不安（感情）が湧き起こって、何回も手を洗う（強迫行為）といった道筋をたどります。何回も手を洗うのは、不安と手を洗う行為との間で悪循環が起こっているからです。強迫行為は、不安を打ち消して身の安全を図る行動であることから「安全行動」とも呼ばれますが、それがかえって自分を脅かすことになっているのです。

悪循環の図（不潔恐怖に悩むFさんの例）

※記入用紙は p.158

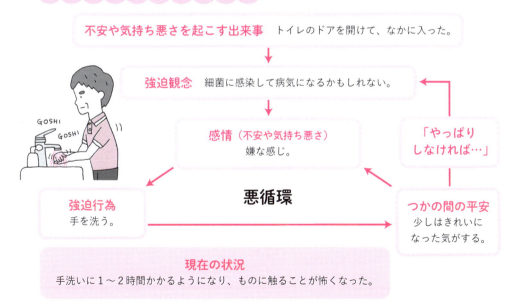

不安や気持ち悪さを起こす出来事　トイレのドアを開けて、なかに入った。

強迫観念　細菌に感染して病気になるかもしれない。

感情（不安や気持ち悪さ）　嫌な感じ。

強迫行為　手を洗う。

つかの間の平安　少しはきれいになった気がする。

「やっぱりしなければ…」

悪循環

現在の状況
手洗いに1～2時間かかるようになり、ものに触ることが怖くなった。

PART4 セルフカウンセリングのすすめ

3 強迫症のセルフカウンセリング

Step5 不安に立ち向かい強迫行為をガマンする習慣をつけましょう

ここがセルフカウンセリングの要です。
認知行動療法で用いる曝露反応妨害法(行動療法の１つの手法)を、
自分なりにできる範囲で行なってみてください。
段階的にできるところからでいいので、不安に立ち向かい
強迫行為をガマンする習慣を身につけていきましょう。

まずは"小さな苦手"から慣れていきましょう。

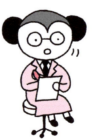

強迫行為をしなくても大変なことにはなりません

あなたは、頭ではわかっていてもそうせずにはいられない行為で苦しんでいます。でも、外出先などではどうですか？ トイレのあとの手洗いも、外出先では人目を気にして、自宅ほどていねいに洗うことができなかったのでは？ それでも、具合が悪くなったりせずにちゃんと帰宅できたはずです。

"小さな苦手"に慣れることから段階的に始めましょう

今度は、自分の意志で段階的に曝露反応妨害法（ばくろはんのうぼうがいほう）をやってみましょう。多くのデータから、**強迫観念が起こっても、不安に立ち向かい強迫行為をガマンすれば不安はしだいにおさまってくる**ことがわかっています。じっと待っていればやがて静まってくるのです。汚いものが苦手な人は、椅子や机に触ってみて（曝露）、手を洗わない（反応妨害）ところから始めてみましょう。

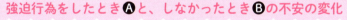

強迫行為をしたとき❹と、しなかったとき❺の不安の変化

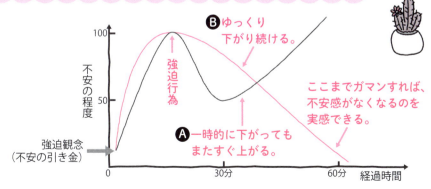

PART4 セルフカウンセリングのすすめ

3 強迫症のセルフカウンセリング

Step6

ココロのエクササイズ『バク練』

段階的曝露反応妨害法(ばくろはんのうぼうがいほう)を成功させるには、
日々のエクササイズ(練習)が大切です。
強迫症がなかったころの自分に戻ることをイメージしましょう。
強迫症が治ったら、あなたは何がしたいですか？
それを思い描いて『曝露反応妨害法の練習』
(略して『バク練』／清水栄司先生監修) に取り組みましょう。

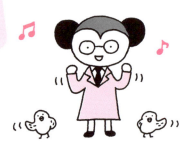

『練習順番表』をつくって、小さな苦手から克服していきましょう。

『バク練』の進め方

これは、たとえば自分であえて家のゴミ箱に触ったあと、触った手で体のあちこちに触れて（曝露）、手を洗うことをせずに（反応妨害）、不安がおさまるまでガマンする練習です。

❶自分の『練習順番表』をつくります。

まず、苦手なこと（強迫観念を起こす対象）を書き出し、強迫行為をせずにはいられない気持ちの強さを「不安の点数［０〜100］」で表してください。そして、下表を参考に、苦手なことを低い点数順に表に書き入れましょう。

❷『バク練』は『練習順番表』の１から順に行います。

１つの苦手を１週間毎日練習するうちに、不安がおさまるまでの時間が短くなっていくはずです。１つの苦手がうまくガマンできるようになったと思えたら、２週目に次の苦手に進みましょう。

※記入用紙は p.159

練習順番表（不潔恐怖の例） ※この表は曝露反応妨害法の不安階層表と同じものです。

順番	苦手なこと	不安の点数［０〜100］
1	机に触る。	20点
2	新聞に触る。	30点
3	家のゴミ箱に触る。	50点
4	お金に触る。	60点
5	他人と握手をする。	80点
6	家のトイレのドアノブに触る。	90点
7	フードコートのゴミ箱のフタに触る。	100点

まとめ 強迫症のセルフカウンセリングの取組み方

Step1 何が怖いのかを立ち止まって考えてみる

　強迫症の人は嵐のなかにいるような状況の下で、自分が何を怖がり何のために何をしているのかを見失いがちです。原点に戻って、自分が何を恐れているのかを明らかにしましょう。

Step2 どうしてこうなったのかを考えてみる

　どうして同じ強迫行為を繰り返すようになったのか、それが起こり始めたころの動機や生活環境を思い返して強迫観念をとらえるようにしてみましょう。

Step3 やめられない原因を考えてみる

　強迫行為の回数や時間が増え続けていくのはどうしてなのかを、強迫行為と不安の関係から考えてみましょう。

Step4 自分の悪循環を図にしてみる

　悪循環がどんな形で起こっているのかに気づくため、自分の体験を図にしてみましょう。

Step5 不安に立ち向かい強迫行為をガマンする習慣をつける

　なぜ効果があるのかの原理を知り、行動療法の手法の1つである「曝露反応妨害法(ばくろはんのうぼうがいほう)」を、無理のない範囲で段階的に行なってみましょう。

Step6 ココロのエクササイズ『バク練』を行う

　強迫行為が止まらなくなっている自分を引き戻すためのエクササイズに取り組みましょう。

COLUMN 4

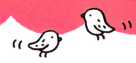

メタファーの広場
強迫症のセッションでよく使われる「いじめっ子のメタファー」

　イギリスのポール・サルコフスキスは、「いじめっ子」にたとえて強迫症を説明しています。たとえば、いじめっ子（強迫症）は、いじめられっ子（患者）に「おまえ、オレのいうとおり（念入りに手を洗う、など）にしないと、どうなるかわかっているだろうな」と脅してくるのです。そこで屈してしまうと、いじめっ子は毎日やってきます。「こいつは脅せばいくらでもいうことを聞く」と、いじめられっ子が怖がっているうちに、いじめっ子の要求は、もっともっと手を洗え、などとどんどん大きくなっていくのです。

　悪循環をどこかで断ち切らなければ、いじめられっ子はずっと脅されたまま。最初はつらいかもしれないけれど、「イヤだ」といわなければ、一生いじめっ子のいいなりです。断れば、最初のうちは「いうことを聞かないと、ひどいことになるぞ」ともっとひどい脅しをかけられ、不安や恐怖が一時的に強くなるでしょう。でも、毎回繰り返し断っているうちに、いじめっ子はやがてあきらめて来なくなるのです。強迫症の脅しに屈せずに大きな声を出して断りましょう。

ふろく
認知行動療法のための
ワークシート

PART 3（標準治療）と PART 4（セルフカウンセリング）に登場した図表を、
空欄用紙の形で掲載しました。
再発予防にも効果がありますので
何回も練習しながら書いてみてください。

【PART 3の図表】 うつ病の治療で使用する図表が中心ですが、うつ病の治療は認知行動療法の基本なので、パニック症や強迫症の人にも役立ちます。

【PART 4の図表】 セルフカウンセリングを行うときに使ってください。何度も書いているうちに、自分の何が問題だったのかがわかってきます。

「認知行動療法のためのワークシート」の拡大版が
下記よりダウンロードできます。
https://www.shoeisha.co.jp/book/download/9784798152400

うつ病の『ポジティブ行動記録表』

PART 3 の p.055 と p.063 で紹介

曜日ごとの「楽しかったこと」と「できたこと」を記録（楽しさ度や達成感を 0〜100 で評価して右欄に記入）します。「自分はそんなにダメじゃないと思ったこと」を記入する表としても使ってください。

月日	曜日	時刻	楽しかったこと、できたこと、自分はそんなにダメじゃないと思ったこと	評価
／	月	：		
／	火	：		
／	水	：		
／	木	：		
／	金	：		
／	土	：		
／	日	：		

うつ病の認知行動モデル『ケースフォーミュレーション』 PART 3 の p.057 で紹介

認知行動療法で大切なのは、出来事が起こったときの「自動思考（とっさに浮かぶ考え：認知）」「気分（感情）」「行動」の流れを把握すること。特に、自動思考を明らかにする作業は、認知行動療法でもっとも重要な「認知の再構築」に不可欠です。

出来事（落ち込んだときの状況）

↓

自動思考（とっさに浮かぶ考え・認知）

↙ ↘

気分（感情）　　　　　**行動**

うつ病の『7つのコラム』

PART 3 の p.059 で紹介

自動思考に気づき、バランスのよい考え方を発見する練習に用います。上の3つ（状況・気分・自動思考）は『3つのコラム』としても使えます。

トピック	記 入 欄　※[　]内は強さや確信度
状況 （出来事）	
気分 [0〜100]	
自動思考 [0〜100]	
根拠	
反証	
適応的 思考	
気分の変化 [0〜100]	

パニック症・強迫症の『不安階層表』

PART 3 の p.069（パニック症）、p.093（強迫症）で紹介

不安を感じる場面を書き出して、不安の大きさに 0 〜 100 の点数をつけます。それを不安点数が低い順に並べたものが『不安階層表』です。曝露療法や曝露反応妨害法は、不安が小さいものから段階的に行うため、曝露するときには不安を小さい順に並べたこの表が必要になります。

No.	不 安 を 感 じ る 場 面	不安の点数 [0 〜 100]
1		点
2		点
3		点
4		点
5		点
6		点
7		点
8		点
9		点
10		点
11		点
12		点

うつ病の認知行動モデル『悪循環の図』 　PART 4 の p.111 で紹介

　つらくなった出来事について自動思考・気分・行動を書き出してみると、自分の悲観的な考え方のパターンが見えてきます。

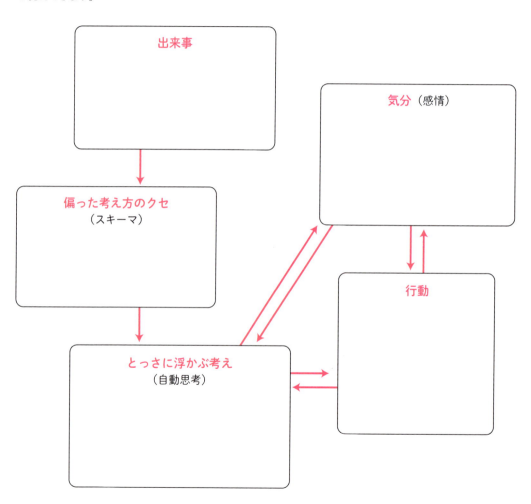

パニック症の認知行動モデル『悪循環の図』　PART 4 の p.125 で紹介

この図で大切なのは、「身体症状への過剰な反応」や「身体感覚への誤解」を自覚することです。

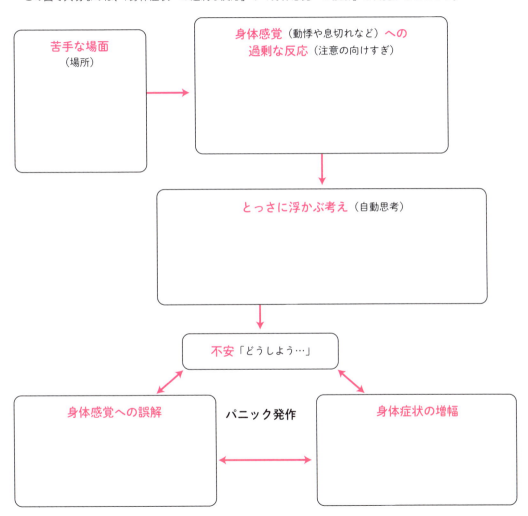

強迫症の認知行動モデル『悪循環の図』

PART 4 の p.143 で紹介

悪循環がどのように起こっているのかを理解すると、曝露反応妨害法へのモチベーションが上がります。

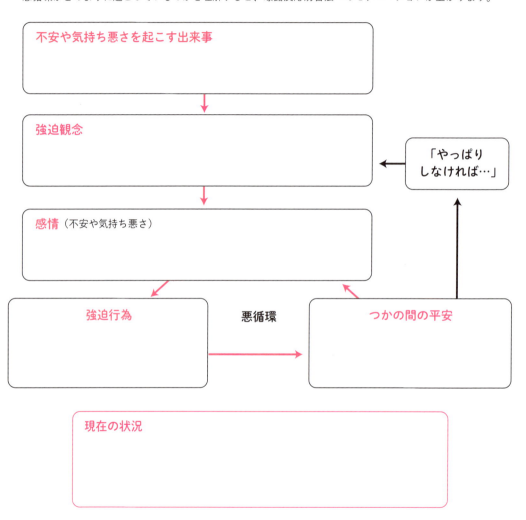

強迫症の『練習順番表』

PART 4 の p.147 で紹介

　強迫症の『バク連』（曝露反応妨害法の練習）を行うときは、苦手度の低いものから段階的に行う必要があります。『練習順番表』（『不安階層表』と内容は同じ）はそのためにつくる表です。

順番	苦手なこと	不安の点数 [０〜100]
1		点
2		点
3		点
4		点
5		点
6		点
7		点
8		点
9		点
10		点
11		点
12		点

［監修者プロフィール］

清水栄司（しみず・えいじ）

1965年、山梨県生まれ。千葉大学大学院医学研究院教授、千葉大学子どものこころの発達研究センター長。千葉大学医学部附属病院 認知行動療法センター長。精神科医。1990年、千葉大学医学部卒業。千葉大学医学部附属病院精神神経科、プリンストン大学留学等をへて、2006年から、現職。専門は認知行動生理学、認知行動療法等。千葉大学にて千葉認知行動療法士トレーニングコースを主宰。著書、監修書に『自分でできる認知行動療法 うつと不安の克服法』（星和書店）、『自分で治す「社交不安症」』（法研）、『認知行動療法のすべてがわかる本』（監修／講談社）など多数。

［著者プロフィール］

浅岡雅子（あさおか・まさこ）

1953年、東京都生まれ。早稲田大学教育学部（教育心理学）卒業。医学系ライターとして大学病院の専門医を中心に300人以上の医療関係者に取材を行い医療専門誌や一般誌に多数の記事を執筆。著書に『魅力あふれる認知症カフェの始め方・続け方』（翔泳社）など多数。

装丁・本文デザイン	白畠かおり
本文DTP	平野直子（株式会社 デザインキューブ）
カバー・本文イラスト	ユカワアキコ

自分でできる認知行動療法
うつ・パニック症・強迫症のやさしい治し方
ココロの健康シリーズ

2017年 8月10日　初版第1刷発行
2024年10月 5日　初版第4刷発行

監　修	清水 栄司
著　者	浅岡 雅子
発行人	佐々木 幹夫
発行所	株式会社 翔泳社（https://www.shoeisha.co.jp）
印刷・製本	株式会社 広済堂ネクスト

Ⓒ2017 Masako Asaoka

本書は著作権法上の保護を受けています。本書の一部または全部について（ソフトウェアおよびプログラムを含む）、株式会社翔泳社から文書による許諾を得ずに、いかなる方法においても無断で複写、複製することは禁じられています。
本書へのお問い合わせについては、002ページに記載の内容をお読みください。
造本には細心の注意を払っておりますが、万一、乱丁（ページの順序違い）や落丁（ページの抜け）がございましたら、お取り替えいたします。03-5362-3705までご連絡ください。

ISBN978-4-7981-5240-0　　　　Printed in Japan